ROLAND POSSIN

Heilkräfte aus der Küche

So behandeln Sie Krankheiten mit der richtigen Ernährung selbst

schlütersche

Inhalt

- 4 **VORWORT**

- 7 **DIE SÄULEN EINER GESUNDEN ERNÄHRUNG**
- 8 Das tut Ihnen richtig gut
- 12 Bitte nur ab und zu genießen

- 15 **KRANKHEITEN VORBEUGEN MIT DEN HEILKRÄFTEN AUS DER KÜCHE**
- 16 Übersäuerung – wenn der Körper sauer ist
- 19 Hefepilze – weit verbreitete Darmbewohner
- 29 Übergewicht – Fettpolster mit Folgen
- 37 Erhöhter Cholesterinspiegel – zu viel Fett im Blut

- 43 **KRANKHEITEN BEHANDELN MIT DEN HEILKRÄFTEN AUS DER KÜCHE**
- 44 Hoher Blutdruck – wenn die Gefäße unter Druck stehen
- 48 Niedriger Blutdruck – wenn der Schwung fehlt
- 51 Osteoporose – wenn die Knochen brüchig werden
- 60 Wechseljahresbeschwerden – wenn der Umbruch zur Last wird
- 66 Menstruationsbeschwerden – wenn die Regel Probleme macht
- 68 Blasenentzündung – was tun, wenn's brennt?
- 74 Gastritis – wenn der Magen gereizt ist
- 77 Sodbrennen – wenn die Speiseröhre Saures kriegt
- 79 Blähungen – wenn der Darm die Segel setzt

83	Verstopfung – die Verdauung wieder in Fahrt bringen
87	Durchfall – die Verdauung wieder ins Lot bringen
91	Kopfschmerzen – eine quälende Pein
93	Chronische Müdigkeit – dauernd abgeschlagen und erschöpft
95	Nervöse Unruhe – ständig dieses Kribbeln
97	Schlafstörungen – wenn das Schlafen schwerfällt
99	Gedächtnisstörungen – den grauen Zellen auf die Sprünge helfen

103 ESSEN SIE SICH SCHÖN MIT DEN HEILKRÄFTEN AUS DER KÜCHE

104	Glanz und Stabilität fürs Haar
108	Wellness von innen für strahlend schöne Haut
114	Cellulitis – ein typisch weibliches Problem

117 GESUND DURCHS JAHR MIT DEN HEILKRÄFTEN AUS DER KÜCHE

118	Fit durch den Frühling – Zeit zum Entschlacken
126	Fit durch den Sommer – Tipps für heiße Tage
129	Fit durch den Herbst – gut geerdet durch Wind und Wetter
133	Fit durch den Winter mit gestärkten Abwehrkräften

142	Literatur
142	Register

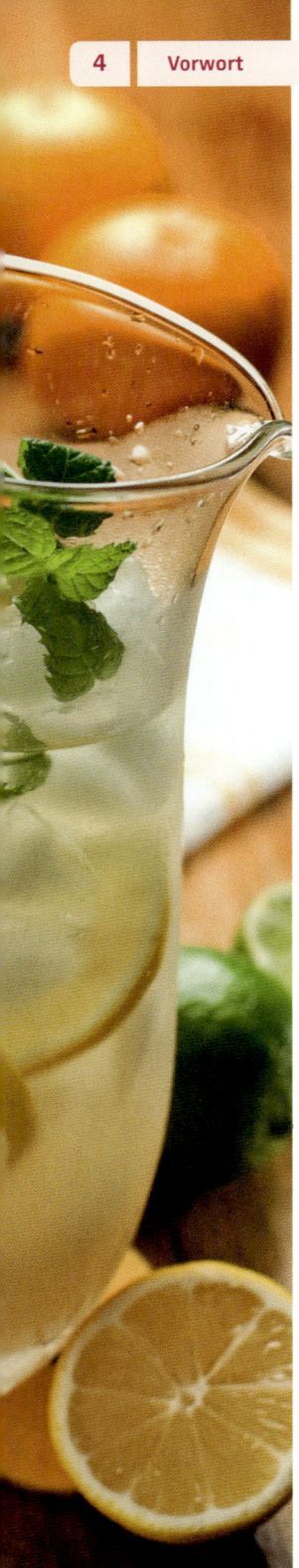

VORWORT

Liebe Leserin, lieber Leser,

ist es nicht faszinierend, dass die Natur uns eine Vielzahl von Lebensmitteln schenkt, die wir zur Stärkung unserer Gesundheit nutzen können? Bei den meisten Erkrankungen spielt unsere Ernährung nämlich eine große Rolle. Wenn Ernährungsfehler zwar oft nicht die alleinige Ursache für gesundheitliche Probleme sind, so kann man jedoch praktisch jede gesundheitliche Störung mit einer individuell angepassten Ernährung positiv beeinflussen.

Schon seit Langem trage ich den Wunsch in mir, diese kulinarischen Schätze einmal zusammenzutragen und sie als praktische kleine Ernährungsapotheke in Buchform zu präsentieren. Ein Buch, das man bei Bedarf immer mal wieder öffnen und von dem man sich stets neu inspirieren lassen kann.

Die Idee dazu hat sich über Jahre während meiner Tätigkeit als ganzheitlich orientierter Ernährungsberater entwickelt. Immer wieder wurde ich von meinen Ratsuchenden gefragt, ob nicht all die Tipps, die ich ihnen im Laufe der Jahre gegeben habe, einem größeren Publikum zur Verfügung gestellt werden könnten.

Die Erfahrung aus meiner langjährigen Beratungspraxis zeigt, dass durch eine ausgewogene Ernährung gesundheitliche Störungen positiv beeinflusst und oft sogar behoben werden können. Das Besondere an meinen ernährungskundlichen Tipps und Empfehlungen ist, dass sie kein Verfallsdatum haben, sondern ein Leben lang mit Erfolg umgesetzt werden können.

Doch was ist überhaupt eine „ausgewogene" Ernährung? Unter ausgewogener bzw. gesunder Ernährung versteht die Ernährungswissenschaft eine Zusammenstellung von Lebensmitteln, die den Körper mit allen notwendigen Nährstoffen versorgt. Dazu gehört das entsprechende Verhältnis an den energieliefernden Nährstoffen Eiweiß, Fett und Kohlenhydraten, an Vitaminen, Mineralstoffen und Spurenelementen sowie an Wasser, Duft-, Würz- und Ballaststoffen. Trotz des breiten Angebots an Lebensmitteln ist eine ausgewogene Ernährungsweise auch heute noch keine Selbstverständlichkeit! Dabei lassen sich durch eine bewusste Lebensweise und gesunde Ernährung Krankheitsrisiken verringern und wesentliche Beiträge zu Gesundheit und Leistungsfähigkeit leisten. Gesunde Ernährung sollte dabei aber nicht zu einer komplizierten Wissenschaft werden, die im Alltag nur schwer durchführbar ist und in Stress ausartet. Essen ist Genuss, Essen soll Spaß machen und das Wohlbefinden fördern.

Ich hoffe, dass ich Sie mit diesem Buch dazu animieren kann, Ihrem Körper das zu geben, was er zum Heilsein braucht, und mit Genuss und Freude gesund zu leben. Denn der Spaß am Essen trägt unweigerlich zur Gesundung bei. Ich wünsche Ihnen, dass Sie mit den „Heilkräutern aus der Küche" Ihre Vitalität ein Stück weit selbst in die Hand nehmen, und hoffe Ihnen Anregungen zu geben, die es Ihnen ermöglichen, sich auf Ihren persönlichen Weg des Gesundseins zu begeben.

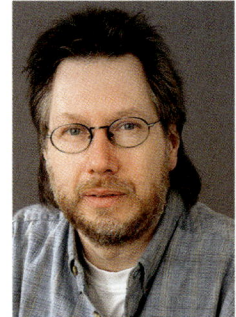

Ihr
Roland Possin

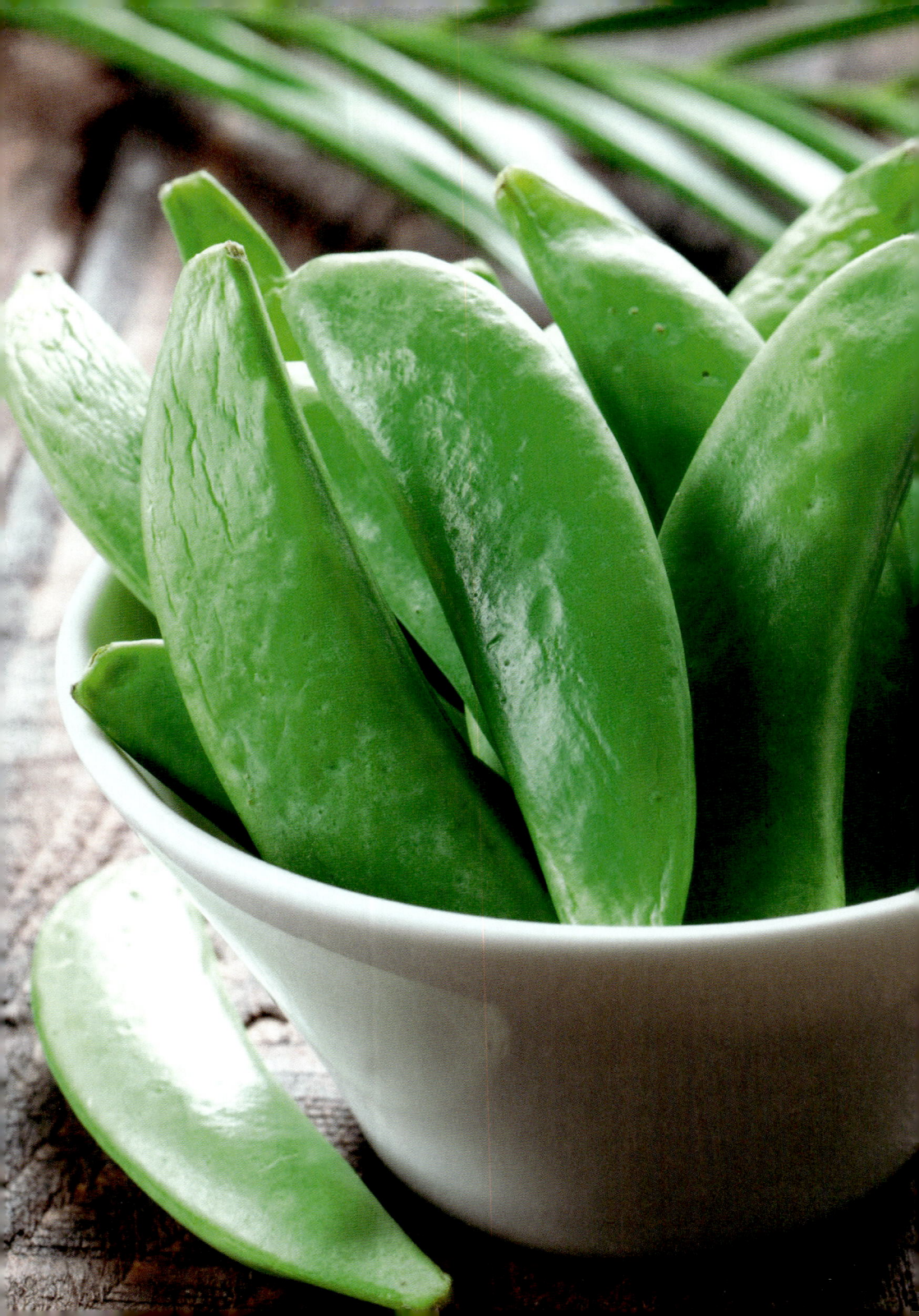

DIE SÄULEN EINER GESUNDEN ERNÄHRUNG

Schon Hippokrates forderte vor 2500 Jahren: „Unsere Nahrungsmittel sollen Heilmittel, unsere Heilmittel Nahrungsmittel sein." Wenn Ihnen Ihre Gesundheit am Herzen liegt, stellen Sie Ihre Essgewohnheiten auf den Prüfstand und fangen Sie heute noch an, gesünder zu kochen und zu essen. Das ist gar nicht schwer, wenn Sie sich an die folgenden Basistipps für eine gesunde Ernährung halten.

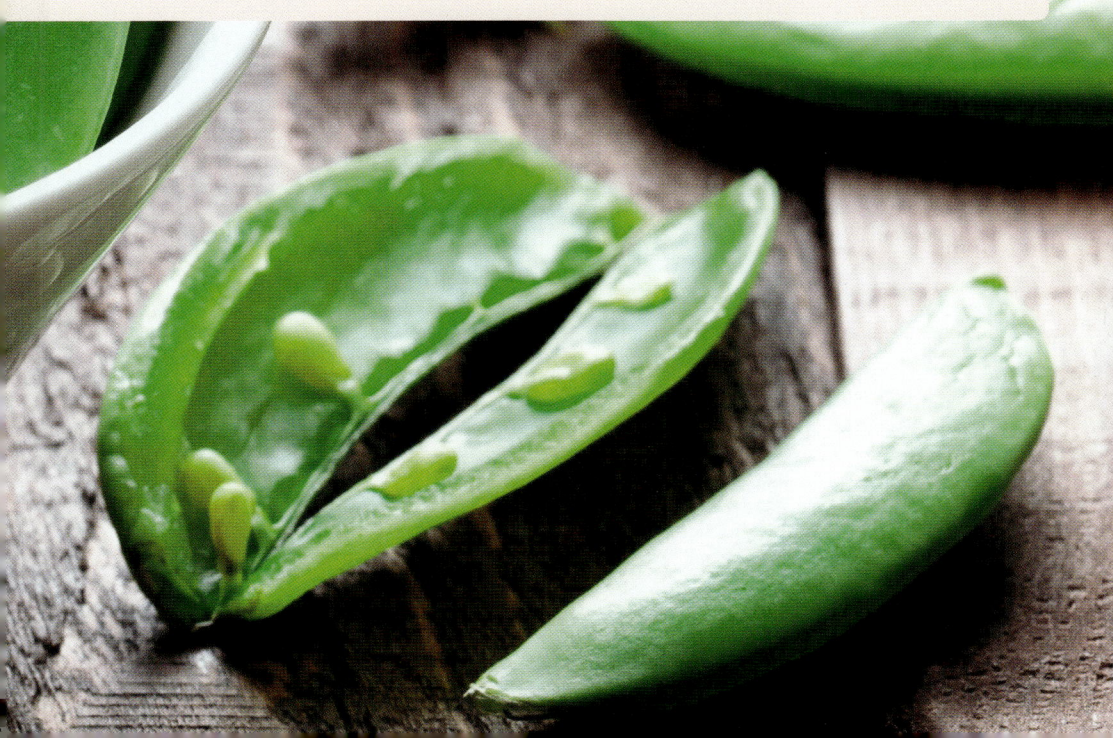

Das tut Ihnen richtig gut

Die Basis einer gesunden Lebensweise bildet eine vitalstoffreiche Ernährung, die aus frischem Obst und Gemüse, Keimlingen, ballaststoffreichen Vollkornprodukten, kalt gepressten Pflanzenölen und hochwertigen Streichfetten besteht. Natürlich gehören auch verarbeitete Nahrungsmittel dazu, doch gilt es hier beim Einkauf darauf zu achten, dass sie frei von künstlichen Zusatzstoffen sind. Denn bei empfindlichen Menschen können Zusatzstoffe sogenannte Pseudo-Allergien auslösen. Diese verursachen Symptome wie Hautreizungen, Fließschnupfen oder tränende Augen. Es ist daher gut, wenn man sich beim Einkauf genügend Zeit nimmt und die Zutatenliste genau studiert.

Auf der sicheren Seite sind Sie, sowohl bei Frischkost wie bei verarbeiteten Produkten, wenn Sie zu Lebensmitteln aus biologi-

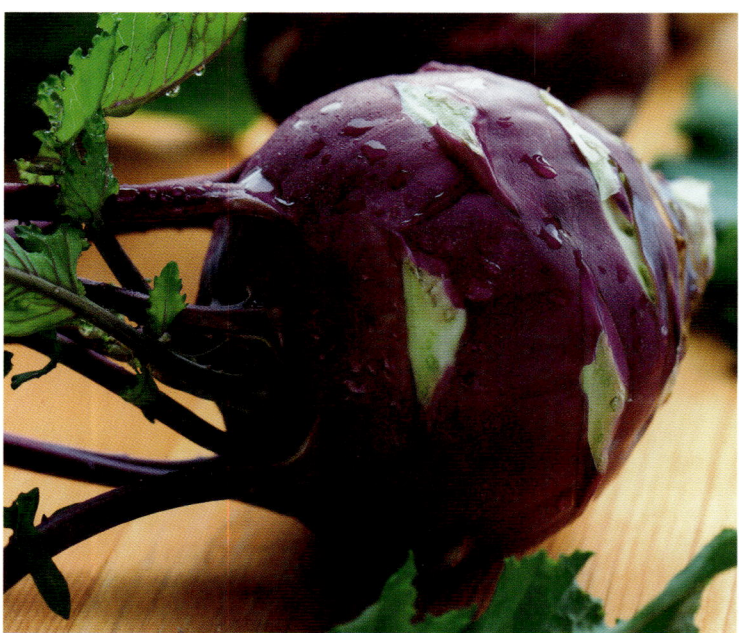

Verwenden Sie in Ihrer Küche frische Produkte aus biologischem Anbau.

schem Anbau greifen. Fleisch und Zucker sollten in einer gesunden Ernährung nur eine unbedeutende Nebenrolle spielen.

> **Der gesunde Warenkorb**
>
> **Kaufen Sie viel**
> - Frischkost: Salat, Gemüse, Obst, Trockenobst, Keimlinge und Sprossen
> - Ballaststoffreiche Kost: Vollkornprodukte, brauner Reis, Gemüse, Hülsenfrüchte
> - Lebensmittel aus biologischem Anbau: Naturbelassene Öle und Fette, Kalt gepresste Pflanzenöle, wie zum Beispiel Walnuss-, Hanf- und Leinöl, Margarine mit einem hohen Anteil an kalt gepressten Ölen, Butter
>
> **Kaufen Sie mäßig viel**
> - Fisch, Milch und Milchprodukte
> - Verarbeitete Nahrungsmittel ohne Zusatzstoffe
> - Süßungsmittel wie Honig, Apfel- und Birnendicksaft, Vollrohrzucker in Maßen
>
> **Kaufen Sie wenig**
> - Verarbeitete Nahrungsmittel mit Zusatzstoffen
> - Fleisch, Wurst und Eier
> - Weißen Zucker und Süßigkeiten

Frisch und naturbelassen

Achten Sie beim Einkauf darauf, dass Sie Ihren Einkaufswagen mit vielen naturbelassenen Produkten füllen. Obst, Gemüse, Salate und Co liefern nicht nur viele Vitamine, Mineralstoffe und Ballaststoffe, sie enthalten auch wertvolle sekundäre Pflanzenstoffe, die sich unter anderem positiv auf den Cholesterinspiegel, den Blutdruck und das Immunsystem auswirken. Darüber hinaus schmecken sie einfach gut. Als Faustregel gilt, dass man am Tag fünf Portionen Obst und Gemüse verzehren soll.

> **!**
> Wenn Sie sich an die 5-am-Tag-Regel halten, tun Sie Ihrer Gesundheit etwas richtig Gutes.

Ballaststoffe: die Kehrmaschinen des Darms

Produkte, die aus dem vollen Korn hergestellt wurden, zum Beispiel braune Nudeln, ungeschälter Reis oder Vollkornbrot, haben es in sich: Ballaststoffe heißt das Zauberwort. Sie werden auch Faserstoffe genannt und sind vergleichbar mit den Kehrmaschinen auf der Straße: Sie fegen den Verdauungskanal sauber und beugen dadurch Verstopfung vor. Ballaststoffe sind außerdem in der Lage, Giftstoffe (Toxine) im Darm zu binden und zur Ausscheidung zu bringen. Dies beugt unter anderem Dickdarmkrebs vor. Faserstoffe senken außerdem den Cholesterinspiegel und schützen vor Diabetes (Zuckerkrankheit).

Liebhaber von Torten und Plätzchen aus Auszugsmehl aufgepasst: Diese Leckereien lassen den Zeiger auf der Waage förmlich nach oben schnellen, da sie wenig sättigende Ballaststoffe enthalten und man davon „bergeweise" verdrücken kann. Zeigen Sie deshalb den faserstoffarmen Weißmehlkuchen die kalte Schulter und wenden sich lieber Gaumenschmeichlern zu, die aus Vollkorn gemacht sind. Die darin enthaltenen Ballaststoffe helfen durch ihren hohen Sättigungswert dabei, dass man sich nicht zu sehr der Völlerei hingibt. Doch natürlich sollte man sich auch mit süßen Vollkornnaschereien etwas zurückhalten, denn im Übermaß genossen fördern auch sie Übergewicht.

Faserstoffe sind übrigens nicht nur in Vollkorngetreideprodukten enthalten. Sie kommen auch in Obst, Gemüse, Nüssen, Samen und in Hülsenfrüchten wie Bohnen, Erbsen und Linsen vor, die allesamt eine ideale Bereicherung des Speiseplans sind.

Kleine Kraftprotze: Keimlinge und Sprossen

Eine gute Möglichkeit, Ballaststoffe und zugleich viele andere wertvolle Vitalstoffe aufzunehmen, bieten Keimlinge und Sprossen, die obendrein vorzüglich schmecken. Ihr hoher Gehalt an Vitaminen ist wahrhaft beeindruckend. Zum Beispiel vermehrt sich der Vitamin-E-Gehalt im Weizen während des Keimens um

---

! Ballaststoffe geben Power und helfen entgiften.

! Keimlinge und Sprossen sind richtige kleine Kraftpakete.

300 Prozent! Vitamin E trägt zur Stärkung der Abwehrkräfte bei und ist außerdem wichtig für den Haut- und Haarstoffwechsel und beugt Arteriosklerose vor.

Schon vor mehr als 5000 Jahren erforschten chinesische Gelehrte die vitalisierende Wirkung von Keimlingen und Sprossen. Sie setzten damals verschiedene dieser kleinen Vitaminbomben unter anderem bei Haar- und Hautproblemen sowie bei Verdauungsstörungen ein. Auch heute noch erfreuen sich Adzukibohne, Alfalfa und Co großer Beliebtheit, besonders in der kalten Jahreszeit, in der die Auswahl an heimischem Gemüse begrenzt ist.

Keimlinge und Sprossen eignen sich sehr gut als Ergänzung zu Salaten. Sie können sie auch kurz vor dem Servieren über einen Gemüseauflauf oder eine Suppe streuen oder einfach als Brotbelag nutzen.

Die kleinen Kraftpakete kann man leicht selbst ziehen. Im Naturkostladen oder Reformhaus gibt es Saat zu kaufen, die speziell zum Keimen geeignet ist. Neben Linsen, Mungobohnen, Alfalfa, Radieschensamen, Kichererbsen oder Leinsamen gibt es noch eine ganze Reihe weiterer Keimlinge. Samen, die für die Aussaat im Garten verwendet werden, sind jedoch nicht für den Verzehr geeignet, da sie oft mit Quecksilber gebeizt sind.

Die richtigen Fette und Öle

Setzen Sie in der Küche regelmäßig native pflanzliche Öle ein, zum Beispiel zum Anmachen der Salate. Zu empfehlen sind kalt gepresstes Walnuss-, Hanf- oder Leinöl. Diese sind, im Gegensatz zu den raffinierten Ölen, reich an immunstärkendem Vitamin E und beinhalten zudem hochwertige Omega-3-Fettsäuren, die einen erhöhten Cholesterinspiegel senken und die Haut von innen pflegen. Zum Braten bei hohen Temperaturen eignet sich ungehärtetes Kokosfett. Für das mäßige Erhitzen von Speisen ist kalt gepresstes Rapsöl sowie natives Olivenöl zu empfehlen. Das

!

Kalt gepresste Öle senken den Cholesterinspiegel.

Streichfett der Wahl ist Butter oder eine Pflanzenmargarine, die zum größten Teil aus kalt gepressten Ölen hergestellt ist. Es gibt sie unter anderem im Reformhaus zu kaufen.

Logisch: biologisch

Wenn es um gesunde Ernährung geht, empfiehlt es sich, möglichst Lebensmittel aus biologischem Anbau zu kaufen. Diese Produkte sind in aller Regel schadstoffärmer als Nahrung aus konventionellem Landbau. Darüber hinaus verzichten sämtliche biologischen Anbauverbände wie Demeter, Bioland und Naturland darauf, genmanipulierte Erzeugnisse zu verarbeiten. Mittlerweile gibt es in jedem gut sortierten Supermarkt Bioprodukte zu kaufen und natürlich in Naturkostläden, Reformhäusern, auf dem Wochenmarkt und direkt beim Biobauern.

Bitte nur ab und zu genießen

Süße Verlockungen

> Sündigen ist out, bewusst Genießen ist in.

Im Rahmen der gesunden Ernährung muss man sich natürlich auch mit den „verflixten" Süßigkeiten beschäftigen. Im Umgang mit den zuckerreichen Verlockungen sei Ihnen dieser Zaubersatz ans Herz gelegt: „Genießen Sie Schokolade, Torte und Co – aber bewusst und maßvoll!" Es wäre übrigens verkehrt, ganz auf Süßigkeiten zu verzichten. Das fördert nur den inneren Missmut. Gönnen Sie sich lieber ab und an ein Stück Süßes. Dazu gibt es drei Grundregeln.

- Seien Sie bei der Auswahl der Gaumenschmeichler nicht halbherzig. Falls die Tüte Gummibären nur deswegen im Einkaufskorb liegt, weil sie kein Fett enthalten, dann schnell wieder raus damit! Wenn Sie es schaffen wollen, maßvoll mit Süßem umzugehen, dann wählen Sie bitteschön auch das Produkt aus, das Ihnen am besten schmeckt.

- Haben Sie kein schlechtes Gewissen dabei, wenn Sie „sündigen". Alleine dieses Wort gehört schon verboten! Stehen Sie zu Ihrer Vorliebe!
- Wenn Sie sich dem Genuss der süßen Verlockungen hingeben, dann tun Sie es ganz bewusst und nicht nebenbei.

Noch ein Wort zu den Süßungsmitteln: Als Alternative zu weißem und braunem Zucker, die so gut wie keine Vitamine und Mineralstoffe liefern, bieten sich Vollrohrzucker, kalt geschleuderter Honig oder Apfeldicksaft an, da diese weniger verarbeitet sind und etwas mehr Vitalstoffe enthalten. Oder probieren Sie zum Süßen einmal süßes Obst aus. Diese Alternativen haben allerdings, in großen Mengen verzehrt, ebenfalls unangenehme Auswirkungen wie Übergewicht und sollten deshalb nur sparsam verwendet werden.

Fleisch und Co

Reduzieren Sie Ihren Fleisch- und Wurstverbrauch. Denn ein Zuviel an tierischen Produkten fördert nicht nur die Verschlackung des Körpers, sondern begünstigt auch die Entstehung von Erkrankungen wie Rheuma und Gicht. Darüber hinaus erhöht der Verzehr von zu viel tierischem Fett den Cholesterinspiegel. Probieren Sie stattdessen doch einmal vegetarische Bratlinge oder Tofuwürstchen aus dem Naturkostladen aus! Die sind mittlerweile so gut, dass man locker auf Tierisches verzichten kann.

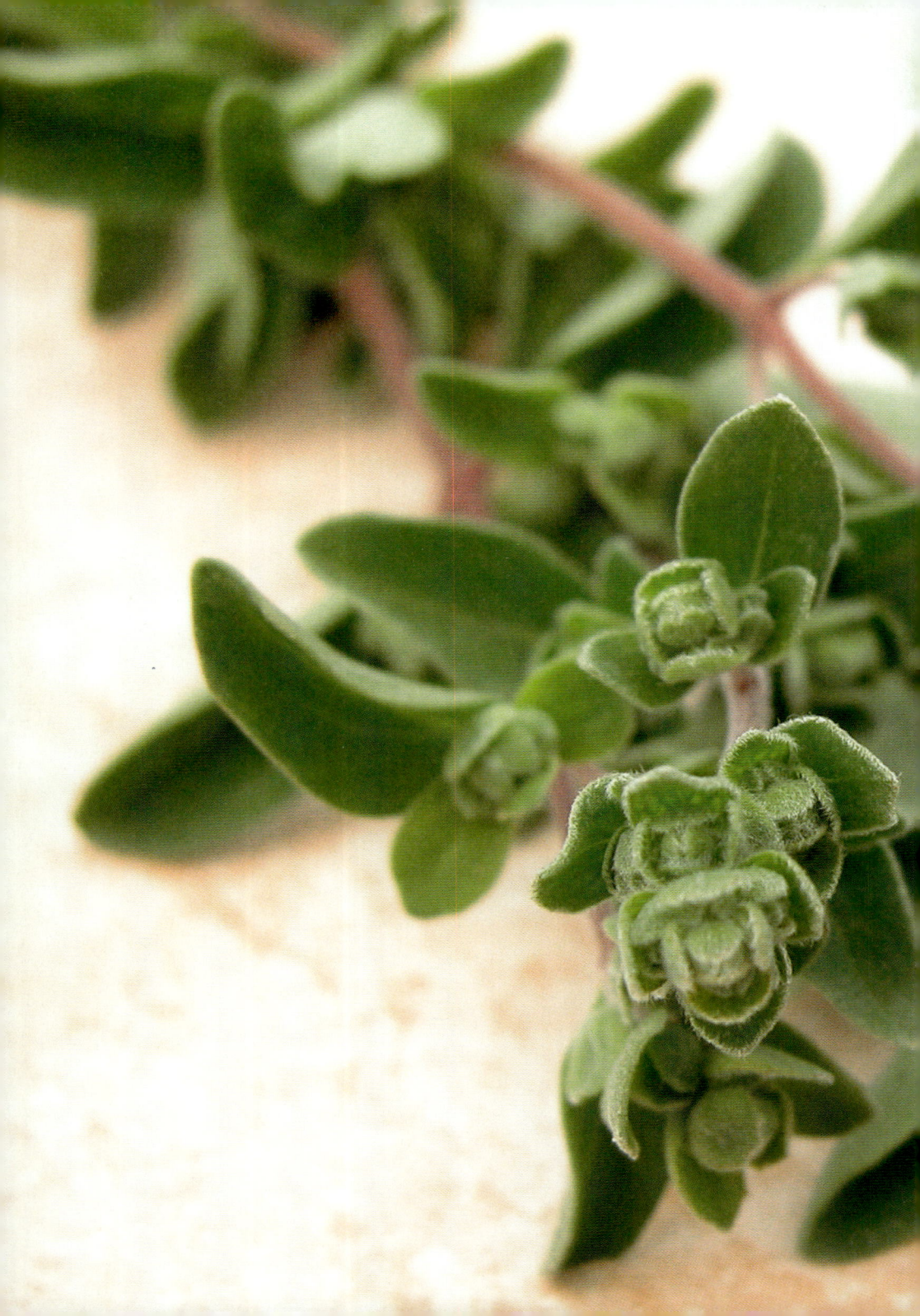

KRANKHEITEN VORBEUGEN MIT DEN HEILKRÄFTEN AUS DER KÜCHE

Vielen Beschwerden und Krankheiten öffnen wir selbst Tür und Tor, indem wir uns falsch ernähren. Wir essen zu sauer, zu süß und zu fett. Die möglichen Folgen: Der Körper übersäuert, im Darm siedeln sich Pilze an, wir werden immer dicker und unser Cholesterinspiegel steigt. All das ist ein idealer Nährboden für Krankheiten. Doch mit der richtigen Ernährung können Sie diesen Zivilisationsübeln die Rote Karte zeigen und Ihren Körper fit und widerstandsfähig machen – damit Krankheiten keine Chance haben!

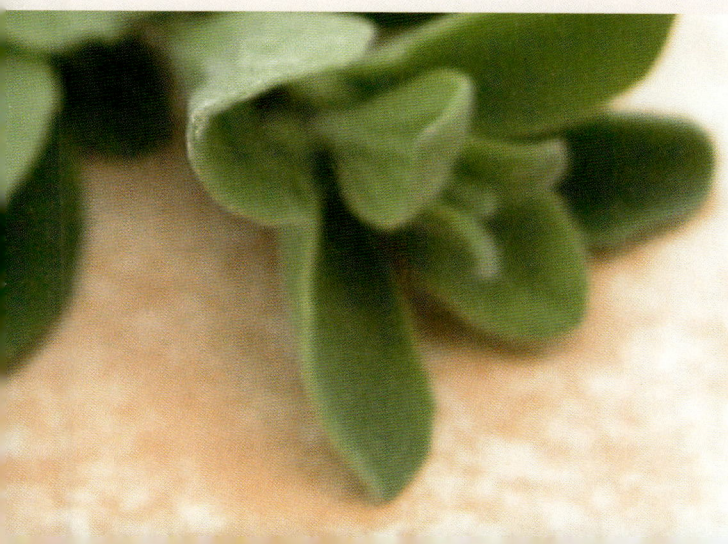

Übersäuerung – wenn der Körper sauer ist

Durch die übliche Zivilisationskost mit viel Fleisch, Wurst, Weißmehlprodukten, Süßigkeiten, Kaffee und Cola-Getränken nehmen wir sehr viele saure oder säurebildende Lebensmittel zu uns. Der Körper versucht diese „Gifte" wieder loszuwerden, doch wenn der Entgiftungsmechanismus überlastet wird, lagern sich sogenannte Schlacken ab – in der Naturheilkunde sagt man, der Organismus verschlackt. Wenn der Körper übersäuert, kann dies nach Meinung von Naturheilärzten das Entstehen von verschiedenen gesundheitlichen Störungen wie Sodbrennen, Arthrose, Osteoporose, Gicht, Gastritis und Cellulitis begünstigen.

Wechselspieler: Säuren und Basen

Säuren und Basen fungieren als Wechselspieler im Organismus und müssen im Gleichgewicht sein. Durch Nikotingenuss und ungesunde Zivilisationskost ist im menschlichen Körper jedoch meist ein Säureüberschuss vorhanden. Stress übt ebenfalls einen negativen Einfluss auf das Säure-Basen-Gleichgewicht aus, da er die Verdauungsleistung des Magen-Darm-Traktes beeinflusst. Infolgedessen kommt es zu Gärprozessen im Darm, die zu einer Übersäuerung des Organismus beitragen können.

Innerhalb der Nahrungspalette wird zwischen säurebildenden und basenbildenden Lebensmitteln unterschieden. Im Idealfall besteht eine gesunde Ernährung zu 80 Prozent aus basischen und zu 20 Prozent aus sauren Nahrungsmitteln.

> **!** 80 Prozent basische und 20 Prozent saure Nahrungsmittel sind ideal.

Basenbildende Lebensmittel und Getränke

Getrocknete Feigen und Aprikosen, Rosinen, Oliven, Gemüse (zum Beispiel Spinat, Lauch, Rote Bete, Sellerie, Kartoffeln, Karotten, Gurken, Kohlrabi), Blattsalate (zum Beispiel Endivien, Lollo rosso), Löwenzahnblätter, Küchenkräuter (zum Beispiel Schnittlauch, Petersilie, Majoran), Tees (zum Beispiel Brennnessel, Rotbusch, Lapacho, Grüntee) gelten als basenbildende Lebensmittel bzw. Getränke. Obst zählt in der Regel ebenfalls zur basenreichen Kost. Dies gilt auch für saure Früchte. Denn nicht der Geschmack entscheidet, ob ein Nahrungsmittel säure- bzw. basenbildend ist, sondern welche Wirkung die verschiedenen Produkte im Körper haben. Milch, süße Sahne und Joghurt wirken ebenfalls leicht basisch.

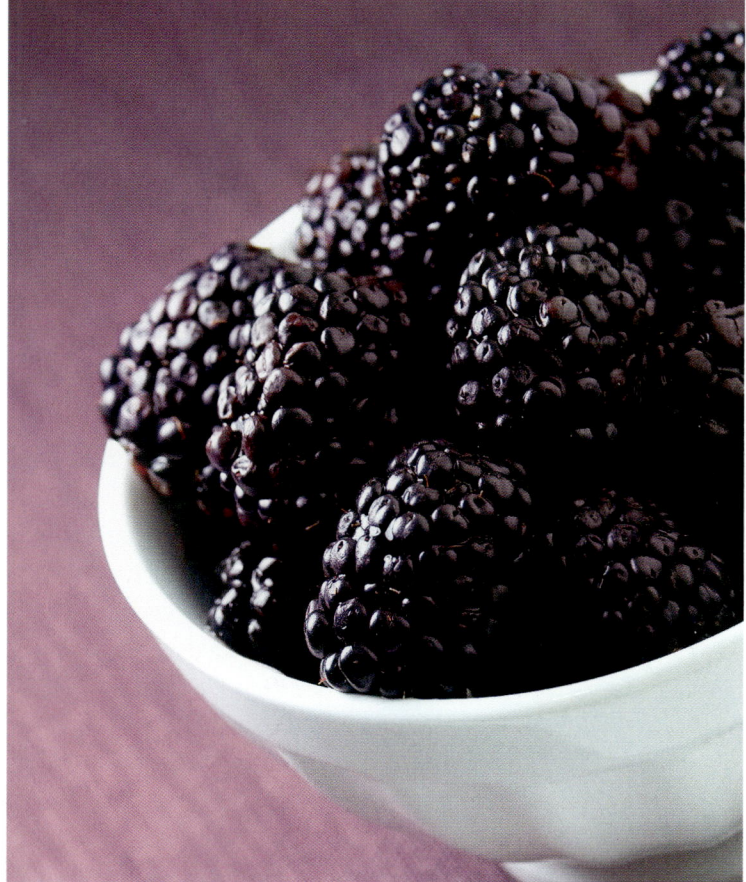

Obst zählt in der Regel zur basenreichen Kost.

Säurebildende Lebensmittel und Getränke

Zucker, Süßigkeiten, Cola- und Limonadengetränke, Fleisch und Wurstwaren, Quark, Edamer- und Parmesankäse, Fisch, Eier, Alkohol, Kaffee und schwarzer Tee zählen zu den Säurebildnern. Auch Getreideprodukte gelten als „saure" Nahrungsmittel, doch ist es wichtig zu wissen, dass Erzeugnisse aus dem ganzen Korn (Vollkornbrot, brauner Reis, dunkle Nudeln) weniger säurebildend wirken als Produkte aus Weißmehl.

Wie erkennt man eine Übersäuerung?
Ob und in welchem Ausmaß eine Übersäuerung vorliegt, kann man mit einem Indikatorpapier feststellen, das in den Urin gehalten wird. Dieser Teststreifen gibt Auskunft über den sogenannten pH-Wert. Es ist sinnvoll, den Test mehrere Tage und zu verschiedenen Zeiten durchzuführen. Im Laufe des Tages sollten die Werte zwischen 6,6 und 7,0 liegen. Liegt der pH-Wert mehrere Tage lang im sauren Bereich (pH 5–6), so weist dies auf eine Übersäuerung des Organismus hin.

Richtig essen bei Übersäuerung

Die beste Gegenmaßnahme gegen eine Übersäuerung des Organismus besteht natürlich darin, vermehrt basenbildende Lebensmittel auf den Tisch zu bringen und säurebildende Lebensmittel wie Zucker, Fleisch, Alkohol und Kaffee zu meiden. Obwohl auch saure Früchte Basenbildner sind, zeigt die Erfahrung, dass Menschen, die übersäuert sind, diese schlecht vertragen. Deshalb sollte man bei einer Übersäuerung schwerpunktmäßig süße Früchte wie Bananen oder Weintrauben essen.

Darüber hinaus ist es bei einer Entsäuerung wichtig, genügend zu trinken. Mit der Flüssigkeit können überflüssige Säuren und Stoffwechsel-Endprodukte über die Nieren wieder ausgeschieden werden. Je nach konstitutioneller Veranlagung emp-

> **!**
> Meiden Sie Zucker, Fleisch und Wurst, Eier, Weißmehlprodukte, Alkohol, Limonaden und Kaffee.

fiehlt es sich, zwei bis drei Liter am Tag zu trinken, zum Beispiel in Form von stillem Mineralwasser, Kräutertees, Gemüsesaft oder heißem Wasser. Früchtetees sind nur bedingt zu empfehlen, da sie bei einer Übersäuerung, ähnlich wie saure Früchte, häufig nicht vertragen werden.

Was Sie sonst noch tun können
- Eine vitalstoff- und basenreiche Ernährung reicht allerdings noch nicht aus, um das Säure-Basen-Verhältnis im Gleichgewicht zu halten. Man muss auch wissen, dass Bewegung die Ausscheidung von Säuren fördert. Beim Sport gibt der Körper über die Atmung vermehrt Kohlensäure und über den Schweiß Säuren nach außen ab. Sorgen Sie deshalb mehrmals in der Woche für Sport und Bewegung.
- Außerdem hilft Bewegung Stress abzubauen. Das ist wichtig, weil Stress ebenfalls einen negativen Einfluss auf das Säure-Basen-Gleichgewicht ausübt, da er die Verdauungsleistung des Magen-Darm-Traktes beeinflusst. Infolgedessen kommt es zu Gärprozessen im Darm, die zu einer Übersäuerung des Organismus beitragen können.
- Sollten all diese Maßnahmen nicht ausreichen, den pH-Wert ins Gleichgewicht zu bringen, kann man, nach Absprache mit einem Arzt, auf Basenpulver zurückgreifen, das in der Apotheke erhältlich ist.

Hefepilze – weit verbreitete Darmbewohner

Zur Familie der Pilze zählen nicht nur Speisepilze, Hefepilze in der Back- oder Bierhefe oder Schimmelpilze, die auf Brot oder Marmelade entstehen können. Auch im menschlichen Organismus sind in mehr oder weniger großem Umfang verschiedene

> Hefepilze stehen auf Zucker und leicht verdauliche Kohlenhydrate.

Pilzarten zu finden. Am häufigsten verbreitet sind Hefepilze im Darm.

Hefepilze sind einzellige Mikroorganismen, die sich durch Zellteilung vermehren. Sie sind sehr widerstandsfähig, das heißt, sie können auch unter erschwerten Lebensbedingungen, wie zum Beispiel im sauren Magenmilieu, überleben. Damit sie sich wohlfühlen und fortpflanzen können, benötigen Hefepilze angenehme Temperaturen und ein umfassendes Nahrungsangebot. Zucker und andere leicht verdauliche Kohlenhydrate gehören zu den Lieblingsspeisen des Hefepilzes.

Ausgangspunkt Darm

Hefepilze können sich überall ausbreiten, auf der Haut, auf Finger- und Fußnägeln, auf den Atmungsorganen, den Augen, Zähnen, im Urogenitalbereich und im Verdauungstrakt. Der Darm bietet den Pilzen mit seinem feuchten und warmen Milieu, den großen Mengen an Nährstoffen und seinen vielen kleinen Ausstülpungen, den sogenannten Darmzotten, einen idealen Nistplatz. Von dort aus können sie durch die Darmschleimhaut in die Blutbahn gelangen und dann den ganzen Körper besiedeln.

In kleiner Anzahl kommen Hefepilze in jedem menschlichen Organismus vor, was nicht als krankhaft anzusehen ist. Auch der bekannteste und häufigste Hefepilz, der *Candida albicans,* ist im geringen Umfang auch in der gesunden Darmflora anzutreffen und wird dort normalerweise von den Darmbakterien an der Ausbreitung gehindert. Explosiv vermehren können sich Hefepilze erst dann, wenn das Immunsystem deutlich geschwächt ist. Dann ist von einem krankhaften Pilzbefall (Mykose) die Rede.

Risikofaktoren für eine Darmpilzinfektion

Antibiotika zerstören nicht nur krank machende Bakterien, sondern auch die Darmbakterien, die für die Erhaltung der Gesundheit zuständig sind. Damit wird der Grundstein für ein Ausbreiten des Darmpilzes gelegt. Deshalb ist es wichtig, nach der Einnahme von Antibiotika die in Mitleidenschaft gezogene Darmflora wieder aufzubauen. Dies geschieht über die Ernährung, indem man Sauerkraut und anderes milchsaures Gemüse sowie Joghurt isst, oder über die medikamentöse Verabreichung von Darmbakterien, die der Arzt verschreiben kann.

Candida albicans, der Hefepilz im Darm, liebt es zuckerreich und ballaststoffarm. Damit sind die Lieblingsspeisen unserer Gesellschaft umschrieben: weißer Zucker und Produkte, die diesen beinhalten, sowie Auszugsmehle und daraus hergestellte Erzeugnisse. Ernährt man sich überwiegend von diesen Nahrungsmitteln, so fördert dies auch die Vermehrung der Pilze im Darm.

Bei Kummer und seelischen Belastungen greift man oft zur Beruhigung nach Nikotin oder Alkohol. Auch diese Genussmittel schwächen zusammen mit dem Stress das Immunsystem und öffnen damit den Hefepilzen Tür und Tor.

> **!** Antibiotika zerstören auch die Darmbakterien, die dafür sorgen, dass wir gesund bleiben.

Symptome eines Darmpilzbefalls

Die auffälligsten und häufigsten Merkmale einer Candidose sind der aufgeblähte Bauch und chronische Blähungen. Bei der Verstoffwechslung von isolierten Kohlenhydraten aus zuckerhaltigen Produkten und Weißmehlerzeugnissen durch die Pilze bilden sich Gärprozesse, die die Entstehung von Methangasen im Darm begünstigen.

Eine mögliche Unterzuckerung kann ebenfalls darauf hindeuten. Sie äußert sich in Symptomen wie Muskelzittern, Flittern vor den Augen oder einem allgemeinen Schwächegefühl. Die Unterzuckerung ist darauf zurückzuführen, dass die Pilze im Darm einen großen Teil der aufgenommenen Kohlenhydrate zum eigenen Wachstum verbrauchen, was zur Folge hat, dass diese dem Organismus nur vermindert zur Verfügung stehen. Um die Unterzuckerung zu kompensieren, isst man meist mehr, als eigentlich zum Sattwerden benötigt wird, denn der Zuckermangel er-

> **!** Übergewicht und Heißhunger auf Süßes können Folgen einer Pilzinfektion sein.

zeugt Heißhunger – besonders auf Süßes. Nicht selten leiden die Betroffenen deswegen an Übergewicht. Während einer Pilztherapie bauen sich die überflüssigen Pfunde dann aber erfahrungsgemäß rasch ab.

Ein weiteres Anzeichen für eine Pilzinfektion sind krankhaft erhöhte Leberwerte. Das hängt damit zusammen, dass Pilze im Darm Zucker zu Fuselalkoholen vergären lassen, die ins Blut übergehen und besonders die Leber stark belasten.

Eine chronische Blasen-, Scheiden- oder Harnwegsentzündung kann ebenfalls auf Darmpilzbefall hinweisen; in diesem Fall haben sich die Pilze vom Darm aus ausgebreitet. Behandelt man diese Entzündungen mit Antibiotika, so wird damit die Ursache – der Pilzbefall – nicht behoben. Er wird im Gegenteil sogar gefördert, da Antibiotika die natürlichen Feinde der Pilze – die Darmbakterien – dezimieren.

Fettstoffwechselstörungen können ein weiterer Hinweis sein. Patienten mit einem hohen Cholesterinspiegel leiden häufig auch unter einer Darmmykose. Vermutet wird, dass ein hoher Blutfettspiegel eine Schutzfunktion des Körpers gegen Darmpilze darstellt.

Wie werden Darmpilze nachgewiesen?
Darmpilze können durch eine Untersuchung des Stuhls aufgespürt werden. Darmpilze leben in Pilznestern. Es empfiehlt sich daher, mit einem kleinen Spachtel an mindestens vier bis sechs verschiedenen Stellen Stuhlproben zu entnehmen. Da die Pilzkolonien meist auf der Oberfläche des Stuhls liegen, der den Darmausgang zuletzt verlässt, sollte die Probe von dort entnommen werden.

Die Anti-Pilz-Diät

Ein Pilzbefall im Darm wird mit einer speziellen Diät in Kombination mit bestimmten Medikamenten behandelt. Sie dauert in der Regel vier bis acht Wochen. In dieser Zeit ist es wichtig, sich möglichst konsequent an die Anti-Pilz-Diät zu halten, um das Pilzwachstum einzudämmen.

Während der Diät sollten Nahrungsmittel, die isolierte Kohlenhydrate enthalten, konsequent gemieden werden. Das betrifft gleichermaßen Zucker, Zuckeraustauschstoffe wie Fruchtzucker und Sorbit sowie Ahornsirup, Honig, Apfel- oder Birnendicksaft. Einzig der Milchzucker sowie künstliche Süßstoffe können in geringen Mengen verwendet werden. Achten Sie beim Einkauf von Fertigprodukten auf die Zutatenliste und überprüfen Sie, ob Zucker enthalten ist. Hinter den Bezeichnungen Dextrose, Maltose, Glukose und Saccharose versteckt sich ebenfalls Zucker!

Man sollte sich möglichst vitalstoffreich ernähren, das heißt, viel Salate, Gemüse, Hülsenfrüchte, kalt gepresste Öle sowie ungesüßte Milchprodukte essen, die reichlich abwehrstärkende sekundäre Pflanzenstoffe liefern. Ebenso wichtig sind Ballaststoffe, da sie die Durchblutung des Darms anregen und somit seine Abwehrkräfte stärken und wie ein Besen die Pilznester nach draußen fegen. Den Schwerpunkt des Speiseplans sollte man auf Gemüse und nicht auf Getreideprodukte legen, da Getreide neben Ballaststoffen auch viele Kohlenhydrate enthält. Auszugsmehle (Weiß- und Graumehle) müssen durch Vollkornprodukte ersetzt werden. Bei Früchten wählt man möglichst saures Obst. Auf Fleisch und Eier muss nicht verzichtet werden. Da sie aber cholesterin- und einweißreich sind, sollten sie nur in Maßen verzehrt werden.

> **!** Achtung: Auch hinter Dextrose, Maltose, Glukose und Saccharose versteckt sich Zucker!

> **!** Geben Sie Ihrem Körper während der Diät reichlich Ballaststoffe und Vitalstoffe.

Was darf man bei der Pilzdiät essen und was nicht?

	GEEIGNETE LEBENSMITTEL	UNGEEIGNETE LEBENSMITTEL
Gemüse	Artischocken, Auberginen, Avocados, Bohnen, Brokkoli, Chinakohl, Fenchel, Gurken, Karotten, Kartoffeln, Knoblauch, Kohl, Mangold, Meerrettich, Paprika, Rote Bete, Sauerkraut, Schwarzwurzeln, Sellerie, Spargel, Spinat, Tomaten, Zucchini, Zwiebeln	Essiggurken
Obst	Saure Äpfel, Grapefruits, Johannisbeeren, Stachelbeeren, Zitronen	Süße Früchte (Bananen, Pfirsiche, Weintrauben), Obstkompott, Trockenfrüchte
Soßen und Würzmittel	Essig, scharfer Senf (ohne Zucker!), Zimt, Vanille, Würzkräuter allgemein, schwarzer Pfeffer, Cayennepfeffer, Paprika, Kräutersalz, Sojasoße (ohne Zucker!)	Soßen, Panaden, Marinaden, Ketchup, Senf mit Zuckerzusatz, Sojasoße mit Zuckerzusatz
Tierische Produkte	Buttermilch, Eier, Fisch, Fleisch, Käse, Milch, Naturjoghurt, Quark	Fruchtjoghurt, -quark usw. mit Zucker
Getreide	Sämtliche Getreidearten und daraus hergestellte Vollkornprodukte	Auszugsmehle und daraus hergestellte Produkte wie weißer Reis, helle Nudeln, Kuchen, Kekse, Grau- und Weißbrote, Müsli mit Trockenfrüchten, gezuckertes Müsli
Öle und Fette	Kalt gepresste Pflanzenöle, Margarine mit einem hohen Anteil an kalt gepressten Pflanzenölen, Butter, ungehärtetes Kokosfett	Gezuckerte Salatdressings

	GEEIGNETE LEBENSMITTEL	UNGEEIGNETE LEBENSMITTEL
Süßungsmittel	Milchzucker, Süßstoffe (Aspartam, Cyclamat, Saccharin) in geringen Mengen	Ahornsirup, Dicksäfte, Kandis, weißer Zucker (Dextrose, Glukose, Maltose, Saccharose), Traubenzucker, Zuckeraustauschstoffe, Vollrohrzucker und alle Lebensmittel, die diese Süßungsmittel enthalten, Eis, Puddingpulver
Getränke	Mineralwasser, Kräutertee, Grüner Tee, Matetee, Rotbuschtee	Alkoholika (alle außer trockenem Wein), Tees mit Zuckerzusatz, Fruchtsäfte, Gemüsesäfte, Limonaden, Colagetränke, gesüßte Milchmixgetränke

Richtig essen bei Darmpilzbefall

Ein Zuviel an isolierten Kohlenhydraten (Zucker und Weißmehl) fördert das Pilzwachstum auch deshalb, weil es den Körper übersäuert und sich Pilze in einem übersäuerten Organismus besonders wohlfühlen (siehe auch Kapitel „Übersäuerung", S. 16). Deswegen ist es begleitend zur Candida-Therapie wichtig, sich basenreich zu ernähren, mit viel Kartoffeln, Blattsalaten, Küchenkräutern und Gemüse.

Die Leber ist bei einer Candidose sehr hohen Belastungen ausgesetzt, da sie mit dem Entgiftungsprozess der absterbenden Pilze beschäftigt ist. Während der Anti-Pilz-Diät ist es daher besonders wichtig, die Leber zu entlasten beziehungsweise zu stärken. Es bieten sich dazu bitter schmeckende Lebensmittel an, wie Endiviensalat, Lollo rosso, Chicorée, Radicchio und frische Löwenzahnblätter. Frische Brennnesselblätter im Frühjahr (etwa klein geschnitten als Salatbeilage) sowie Mariendisteltee stärken die Leber ebenfalls.

> **!** Unterstützen Sie Ihre Leber während der Anti-Pilz-Diät. Sie muss in dieser Zeit schwer arbeiten.

> **Gut für die Leber: Mariendisteltee**
> Ein Teelöffel Mariendistelsamen werden in einem Mörser angestoßen und mit 200 Milliliter heißem Wasser übergossen. Der Tee sollte 15 Minuten ziehen. Es empfiehlt sich, dreimal täglich eine Tasse kurz vor den Mahlzeiten zu trinken.

Während der Anti-Pilz-Diät sollte man mindestens zweieinhalb bis drei Liter Flüssigkeit am Tag zu sich nehmen, da dies den Abtransport der absterbenden Pilze fördert. Zu empfehlen sind stille Mineralwässer und Kräutertees. Letztere sollten etwa alle drei Wochen wechseln. Unterstützend zur Therapie kann man auch heißes Wasser trinken, das im indischen Gesundheitssystem Ayurveda hoch gepriesen wird.

> **Indischer Heiltrunk: heißes Wasser**
> Ein Liter Wasser wird morgens nach dem Aufstehen aufgekocht, dann lässt man es zehn Minuten auf kleiner Stufe köcheln. Man trinkt eine Tasse schluckweise vor dem Frühstück, füllt den Rest in eine Thermoskanne trinkt ihn über den Tag verteilt. Das Wasser sollte nicht kochend heiß genossen werden, sondern etwas abkühlen. Der indische Zaubertrunk unterstützt die Entgiftung und fördert die Verdauung.

Um das Immunsystem zu stärken, sind die Vitamine A, C, E und Betakarotin sowie die Spurenelemente Selen und Zink wichtig. Essen Sie deshalb regelmäßig die in der folgenden Tabelle aufgeführten Lebensmittel.

Vitalstoffe zur Stärkung des Immunsystems

Vitamin C	Luzernesprossen, Kresse, Kapuzinerkresse, Paprika, Brokkoli, Grünkohl, Kartoffeln, Grüntee
Vitamin E	Vollkornprodukte, kalt gepresste Pflanzenöle, Nüsse, Linsen, Bohnen, Erbsen, Weizenkeimlinge, Grünkohl, Blattgemüse
Vitamin A	Milch, Milchprodukte, Fisch
Betakarotin	Karotten, Spinat, Grünkohl, Feldsalat, Tomaten, Brunnenkresse, Petersilie, Löwenzahn, Chicorée, Erbsen, Grüntee
Selen	Fisch, Milch, Milchprodukte, Vollkornprodukte, Hülsenfrüchte, Sesam, Kokosnüsse, Weizenkeime, Kopfsalat, Kohlrabi, Sonnenblumenkerne
Zink	Rindfleisch, Fisch, Milch, Milchprodukte, Vollkornprodukte, Erbsen, Karotten, Kartoffeln, Rüben

Nach Ablauf der Anti-Pilz-Diät sollte man nicht in alte Essgewohnheiten zurückfallen und sich überwiegend von denaturierter Nahrung (Weißmehlprodukte, Süßigkeiten, Dosenkost) ernähren, sondern mit einer vollwertigen, möglichst naturbelassenen Ernährung fortfahren.

> **!** Verfallen Sie nach Abschluss der Diät nicht wieder in alte Essgewohnheiten.

Die Sprache der Seele
Eine Candidose ist im Prinzip nichts anderes als ein Ausdruck unserer von Überkonsum geprägten Zeit. Sie weist uns darauf hin, dass ein einfacher Lebensstil gesünder ist, und regt uns an, den wahren Sinn im Leben wieder zu entdecken, anstatt die Süße des Lebens über Ersatzbefriedigungen zu suchen.

Nach Ablauf der Anti-Pilz-Diät sollten Sie mit einer naturbelassenen Ernährung fortfahren.

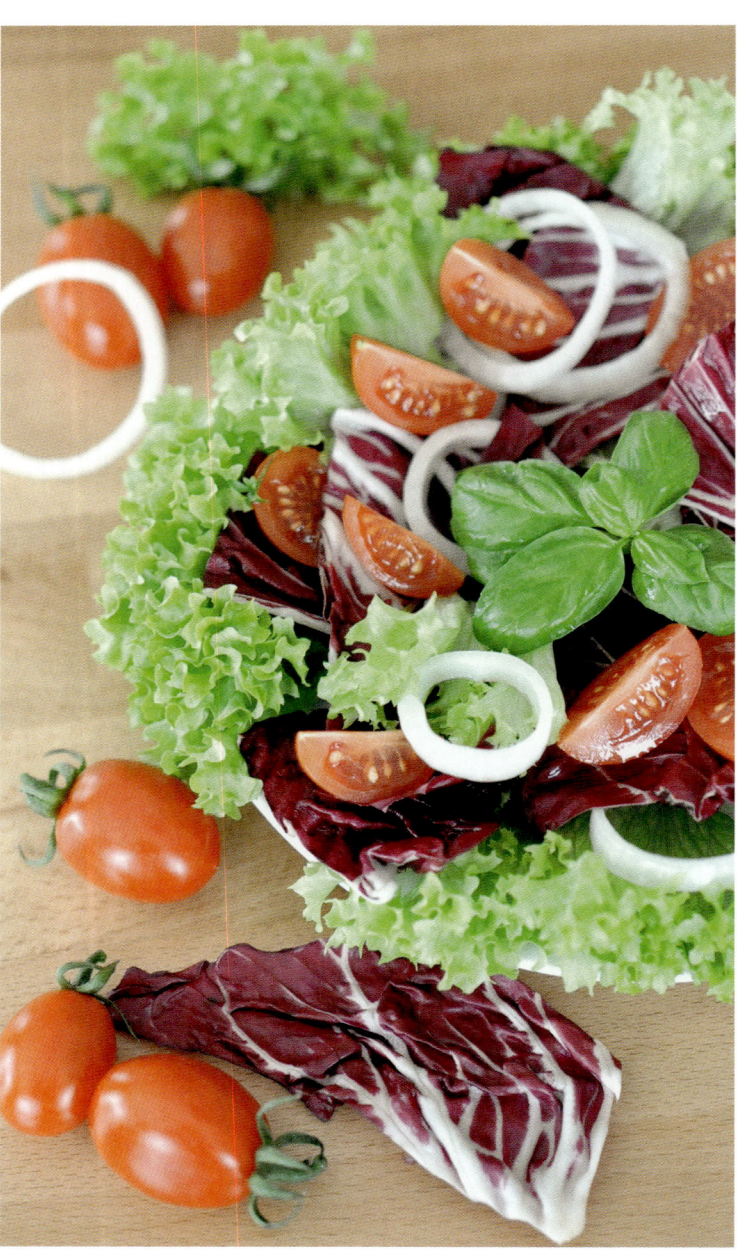

Übergewicht – Fettpolster mit Folgen

Immer mehr Menschen leiden heutzutage unter ihren überflüssigen Pfunden. Viele greifen zu jedem noch so kleinen Strohhalm, um das Übergewicht loszuwerden, und probieren von der Fasten- und Rohkostkur über die unterschiedlichsten Diäten bis hin zu Schlankheitspillen alles aus – mit dem Resultat, dass die Waage zwar für kurze Zeit weniger Gewicht anzeigt, der Erfolg jedoch meist nicht lange anhält und sie über kurz oder lang wieder ihr Ausgangsgewicht erreichen oder sogar noch mehr wiegen als zuvor.

Häufig stecken hinter den Pölsterchen vielschichtige Ursachen wie eine unausgewogene Ernährung, eine genetische Disposition, ein Mangel an Bewegung, Stress sowie seelische und soziale Disharmonie. Übergewicht allein anhand von Diäten oder Präparaten zu begegnen hieße, lediglich die Symptome zu bekämpfen. Nur aus einer ganzheitlichen Sichtweise heraus können auch die Wurzeln von Übergewicht bearbeitet und behoben werden.

Mögliche Folgen des Übergewichts
Belastung von Gelenken und Wirbelsäule – mögliche Folge: Arthrose
Erhöhter Blutdruck – mögliche Folge: Störung des Herz-Kreislauf-Systems – mögliche Folge: Arteriosklerose und Herzinfarkt
Fettstoffwechselstörung
Erhöhter Cholesterinspiegel
Diabetes mellitus Typ 2
Gallensteine
Fettleber
Schlafapnoe
Seelische Störungen wie Minderwertigkeitsgefühle

Entscheidend ist das Wohlfühlgewicht

Nicht selten kommen Menschen in die Ernährungsberatung, die äußerst besorgt darüber sind, dass ihr Gewicht einige Kilogramm über ihrem rechnerischen Normalgewicht (Körpergröße in Zentimeter minus 100) liegt. Sie möchten dann wissen, ob dies als bedenklich anzusehen ist.

Die Antwort: Jeder Mensch darf für sich selbst herausfinden, ob er sich mit seinem Gewicht wohlfühlt oder nicht. Lassen Sie sich nicht zu sehr von wissenschaftlichen Tabellen und Statistiken beeinflussen. Haben Sie den Mut, zu Ihren kleinen Fettpölsterchen zu stehen, wenn Sie sich damit wohl und gesund fühlen! Falls dies jedoch nicht so ist und Sie unzufrieden mit Ihrem Gewicht sind, so ist es an der Zeit, etwas zu verändern.

> **!** Nur Sie selbst können bestimmen, welches Gewicht für Sie optimal ist.

Richtig essen bei Übergewicht

Die Basis einer ursachenbezogenen Gewichtsreduktion bildet eine vollwertige, individuell ausgerichtete Ernährung. Zu bevorzugen sind Lebensmittel, die reich an Vitaminen, Mineralstoffen und Ballaststoffen sind, gleichzeitig aber einen niedrigen Energiegehalt aufweisen. Dies trifft auf Obst, Salate, Gemüse sowie auf Vollkornprodukte zu. Zu Letzteren gehören unter anderem Vollkornbrot, Vollkornnudeln, der braune, ungeschälte Reis, Hirse, Vollkornhaferflocken und andere Getreidesorten.

Ballaststoffe

Ballaststoffe zeichnen sich durch einen hohen Sättigungswert aus. Das hängt damit zusammen, dass sie in der Lage sind, den Speisebrei im Magen und Darm aufzuquellen. Dadurch wird das Volumen des Speisebreis vergrößert, was für eine schnellere Sättigung sorgt. Auszugsmehlprodukte (Weiß- und Graubrot) dagegen, die weniger Ballaststoffe enthalten, weil Keimling und Randschicht entfernt wurden, sättigen entsprechend weniger. Übergewichtige Menschen werden also mit weniger Vollkornbrot

> **!** Ballaststoffe helfen beim Abnehmen.

schneller satt und brauchen deshalb auch weniger Streichfett und Belag. Ballaststoffe verstärken auch die Darmtätigkeit, was zur Folge hat, dass die Zeit zwischen Einnahme und Ausscheidung der Nahrung verkürzt wird. Damit wird nicht nur der Verstopfung vorgebeugt, es können auch bereits vorhandene Verdauungsbeschwerden behoben und die Neigung zu Übergewicht günstig beeinflusst werden. Dadurch, dass der Speisebrei kürzer im Darm verweilt, steht dem Körper nicht so viel Zeit zur Verfügung, Nährstoffe aus der Nahrung zu resorbieren. Die Folge: Es werden weniger Kalorien aufgenommen.

Wichtig ist beim Abnehmen außerdem, (möglichst wenig verarbeitete) pflanzliche Lebensmittel in den Speiseplan einzubeziehen und (ballaststofffreie) tierische Produkte in kleineren Mengen zu verzehren.

Wählen Sie Vollkornprodukte, die schneller satt machen.

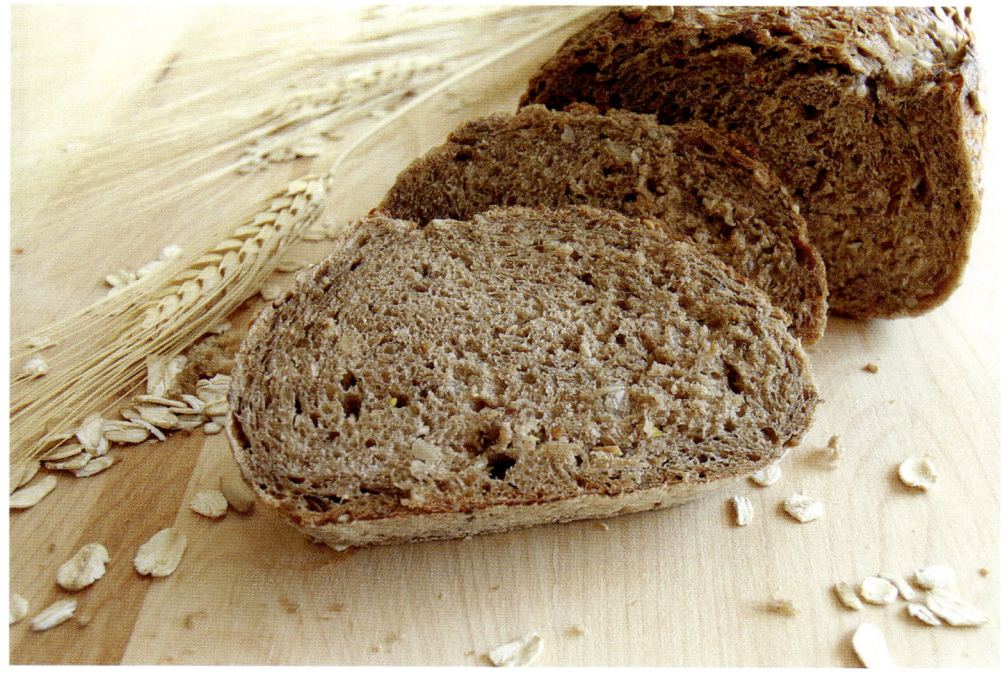

> **!** Bei fettarmer Kost purzeln die Pfunde schneller.

Bewusst mit Fett umgehen

Wer abnehmen will, muss sich beim Verzehr von fetthaltigen Produkten zurückhalten. Der Durchschnittsdeutsche isst pro Tag 130 Gramm Fett, der empfohlene Fettbedarf dagegen liegt bei 70–80 Gramm. Da ein Zuviel an Fett eine der Hauptursachen von Übergewicht ist, empfiehlt es sich, den Fettverzehr auf den empfohlenen Tagesbedarf einzuschränken. Dabei helfen folgende Tipps:

- Verwenden Sie Streichfett so sparsam wie möglich.
- Schneiden Sie sichtbares Fett vom Fleisch ab.
- Bevorzugen Sie fettarme Garmethoden, wie zum Beispiel Kochen, Dünsten oder Grillen.
- Achten Sie beim (gelegentlichen) Braten darauf, möglichst wenig Fett zu gebrauchen.
- Meiden Sie panierte Fisch- oder Fleischgerichte. Die Panade nimmt beim Braten sehr viel Fett auf.
- Steigen Sie von fettreichen Wurstwaren auf fettärmere Geflügelwurst oder vegetarische Aufstriche um.
- Vermeiden Sie fetthaltigen Käse mit 60–70 Prozent Fett, auch 40-prozentiger Käse ist sehr schmackhaft. Supermärkte bieten darüber hinaus heutzutage eine ansehnliche Käsepalette mit nur ca. 13–16 Prozent Fett an.
- Bevorzugen Sie bei Milch, Joghurt und Quark die fettarmen Varianten.
- Eine fettarme Alternative zu Crème fraîche und Schmand ist saure Sahne.

Ähnlich wie beim Thema Süßigkeiten geht es beim Fetteinsparen nicht um Verbote. Wichtig ist, die Fettaufnahme im Auge zu behalten und fettreiche Lebensmittel nur gelegentlich zu verzehren.

Süßes nur in Maßen

Der lockende Mephisto zeigt sich übergewichtigen Menschen gern in Form von Süßigkeiten, Plätzchen, Torten und ähnlichen Raffinessen. Lassen Sie sich von ihm nicht zu sehr in den Bann ziehen! Denn ein Zuviel an Süßem führt unweigerlich zu Übergewicht.

Zucker ist ein Kohlenhydrat, das aus der Zuckerrübe oder dem Zuckerrohr hergestellt wird. Er wird von allen begleitenden Wirkstoffen, wie Vitaminen und Mineralstoffen, getrennt. Frucht- und Traubenzucker sind ebenso konzentrierte Süßungsmittel wie der weiße Haushaltszucker und tragen deshalb genauso zum Übergewicht bei. Diese Zuckerarten werden industriell aus Mais- oder Kartoffelstärke (und nicht aus Früchten!) hergestellt.

Brauner Zucker ist aus ernährungsphysiologischer Sicht für den Menschen ebenfalls nicht zu empfehlen. Ihm fehlt im Vergleich zum Haushaltszucker lediglich die letzte Reinigungsstufe der Raffinade. Deshalb enthält auch er nur wenige Vitamine und Mineralstoffe.

> **!** Auch bei Honig und Vollrohrzucker gilt: Weniger ist mehr.

Als Alternative zum weißen Zucker bietet sich der weniger verarbeitete und mineralstoffreichere Vollrohrzucker an. Schonend verarbeiteter, kalt geschleuderter Honig, der sich durch ein Mehr an Enzymen und Vitaminen auszeichnet, ist ebenfalls geeignet. Aber auch hier gilt: Weniger ist mehr! Denn die sogenannten alternativen Süßungsmittel können sich bei übermäßigem Verzehr ebenfalls als Dickmacher entpuppen.

Gezuckerte Getränke wie Limonade, gesüßte Säfte und Tees sollten konsequent gemieden werden. Sie lassen den Blutzuckerspiegel sehr schnell ansteigen, was die Bauchspeicheldrüse veranlasst, viel Insulin auszuschütten. Dies bewirkt, dass der Blutzuckerspiegel unter den Normalwert absinkt, was wiederum ein Hungergefühl auslöst.

Zuckeranteil in Nahrungsmitteln in %

Karamellbonbons	ca. 97
Lakritze	ca. 78
Gummibären	ca. 77
Vanille-Eispulver	ca. 75
Instant-Kakaopulver	ca. 70–80
Konfitüre	ca. 60–62
Vollmilchschokolade	ca. 56
Nuss-Nougat-Creme	ca. 53–65
Tomatenketchup	ca. 28–30
Fruchtnektar	bis 20

Naturjoghurt kann zur Abwechslung mit einem Löffel Marmelade gesüßt werden.

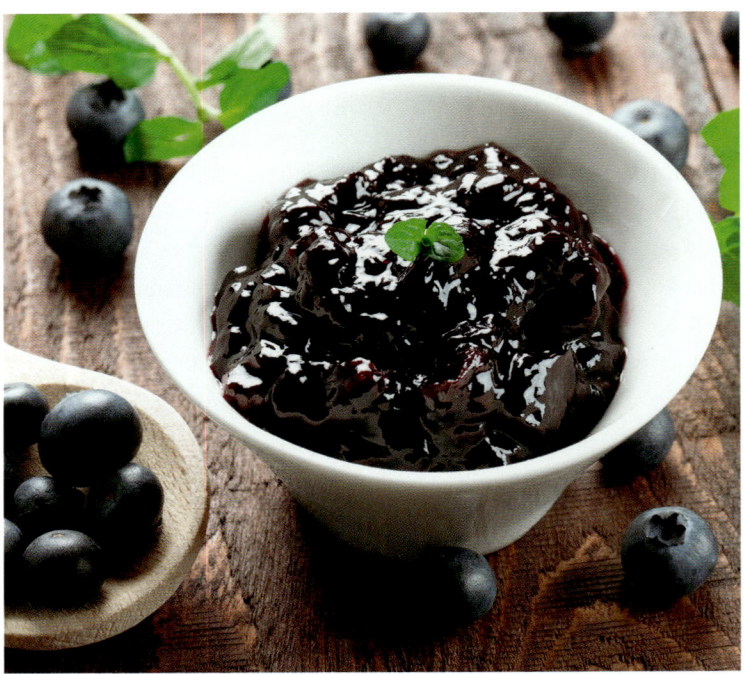

Dem Körper geben, was er braucht

Einige Ratsuchende erzählen in Gesprächen, dass sie, um abzunehmen, während des Tages sehr wenig essen, jedoch abends große Mengen vertilgen. Der Organismus signalisiert dann nach Feierabend, dass er den ganzen Tag über zu wenig Nahrung erhalten hat und nun das Defizit ausgeglichen haben möchte. Tatsächlich aber sollte man auch tagsüber so viel essen, dass ein Sättigungsgefühl eintritt.

Im Berufsstress nehmen wir das Sättigungsgefühl oft gar nicht wahr. Gönnen Sie sich deshalb trotz Zeitknappheit kleine Pausen, um dieses Bedürfnis Ihres Körpers zu befriedigen. Die Erfahrung aus der Beratungspraxis zeigt, dass ein extremes Einsparen an Kalorien tagsüber keine Gewichtsreduktion auf Dauer bewirkt. Diese kann nur durch regelmäßiges, aber mäßiges Essen erreicht und gehalten werden.

> **!** Nur durch regelmäßiges, aber mäßiges Essen nimmt man ab und kann dieses Gewicht auf Dauer halten.

Was Sie sonst noch tun können

Es muss nicht immer Schokolade sein

Nicht nur für Menschen mit Übergewicht ist es wichtig, sich öfter einmal zu verwöhnen, um dadurch das seelische Wohlbefinden zu stärken. Doch muss dies immer in Form von üppigen Mahlzeiten oder Süßigkeiten geschehen? Versuchen Sie doch einmal, statt sich mit Süßigkeiten etwas „Gutes" zu tun, mit einem genüsslichen Bad mit wohlriechenden Kräuteressenzen oder mit einem Spaziergang im Wald den inneren Ausgleich wiederherzustellen.

> **!** Verwöhnen kann man sich auch mit einem genüsslichen Bad oder einem Waldspaziergang.

Sport und Bewegung

Sport ist der ideale Sparringspartner beim Abnehmen. Am besten nimmt man mit Ausdauersportarten wie Schwimmen, Wandern, Skilanglauf, Joggen oder Radfahren ab.

Das Gute an sportlicher Betätigung ist, dass während der aktiven Phase mehr Kalorien verbrannt werden als im Ruhezustand.

> **!**
> Bewegen Sie sich an der frischen Luft. Auch Gartenarbeit macht schlank!

Bei regelmäßiger körperlicher Bewegung wird jedoch auch im nicht aktiven Zustand mehr Energie verbraucht. Das hängt damit zusammen, dass dabei Fettgewebe ab- und Muskelmasse aufgebaut wird. Und Muskelgewebe benötigt im Vergleich zu den Fettzellen mehr Energie. Deshalb kann eine trainierte Person mehr essen, ohne zuzunehmen, als ein sportlich nicht aktiver Mensch. Nicht zu unterschätzen ist auch, dass Sport dabei hilft, Frust abzubauen, was zur Folge hat, dass man weniger Süßigkeiten nascht, um den Frust zu kompensieren.

Eine der ältesten, natürlichsten und schönsten Möglichkeiten, fit und schlank zu werden beziehungsweise zu bleiben, ist die Gartenarbeit. Hier wird im Gegensatz zu einigen anderen Sportarten der ganze Körper beansprucht. Darüber hinaus befindet man sich dabei an der frischen Luft, was sich wiederum positiv auf das Immunsystem auswirkt.

Die Sprache der Seele

Es kommt in der Ernährungsberatung oft vor, dass übergewichtige Ratsuchende erzählen, dass sie im alltäglichen Leben Ärger hinunterschlucken. Dort, wo sich Frust ansetzt, nahen auch schon die Fettpolster. Sie dienen möglicherweise als Schutz vor äußeren Angriffen, Kritik und geringschätzigen Bemerkungen. Es wird sozusagen ein dickes Fell angelegt.

Deshalb sollten Sie Ihren Ärger nicht hinunterschlucken, sondern ihn bearbeiten. Sie dürfen lernen, sich vor äußeren Angriffen zu schützen, ohne Ihren Körper, sprich die Fettpolster, als Schutzwall zu benutzen.

Erhöhter Cholesterinspiegel – zu viel Fett im Blut

Cholesterin gehört zu den Blutfetten und ist ein lebenswichtiger Stoff für den Körper. Man unterscheidet HDL- und LDL-Cholesterin. LDL-Cholesterin (von engl. *low density lipoprotein:* Lipoprotein geringer Dichte) ist schlecht für den Körper, weil es sich an Gefäßwänden ablagert. HDL-Cholesterin (von engl. *high density lipoprotein:* Lipoprotein hoher Dichte) dagegen ist gut, weil es abgelagertes Cholesterin löst und abtransportiert.

Mit dem Genuss von tierischer Nahrung wie Wurst, Fleisch, Eier und Käse nimmt der menschliche Organismus Fett auf, das über die Darmwand ins Blut gelangt. Ernährt man sich über einen langen Zeitraum zu fettreich, so steigt, bei einer entsprechenden Veranlagung, der Cholesterinspiegel über das Normalmaß an. Ein solcher erhöhter Blutfettwert ruft keine unmittelbaren Probleme hervor, kann aber längerfristig zu gesundheitlichen Störungen wie Arteriosklerose bis hin zu Schlaganfall oder Herzinfarkt führen. Die gute Nachricht ist jedoch, dass erhöhte Blutfettwerte durch den Genuss von gesunden Lebensmitteln positiv beeinflusst werden können.

> **!** Die gute Nachricht: Sie können Ihre Blutfettwerte durch gesunde Lebensmittel senken.

Richtig essen bei erhöhtem Cholesterinspiegel

Das Wichtigste vorweg: Reduzieren Sie den Verzehr von cholesterin- beziehungsweise fettreichen Nahrungsmitteln (siehe Tabelle). Denn Produkte, die reich an gesättigten Fettsäuren sind, wie zum Beispiel Fleisch, Wurst, Schmalz, Kokosfett oder Palmkernfett, treiben den Cholesterinspiegel in die Höhe. Dagegen empfiehlt es sich, pflanzliche Fette zu verwenden, die ungehärtet und kalt gepresst sind, so zum Beispiel Leinöl, Walnussöl, Nachtkerzenöl, Rapsöl und Olivenöl. Diese Fette senken den Cholesterinspiegel.

> **!** Kalt gepresste Öle und Ballaststoffe harmonisieren den Cholesterinspiegel.

Cholesteringehalt von Nahrungsmitteln in mg/100 g

Butterkäse	98
Speck	100
Wurst	100
Briekäse	100
Sahne	102
Doppelrahmkäse	105
Krabben	138
Mayonnaise	140
Leber	250
Butter	280

Kalt gepresste Öle harmonisieren den Cholesterinspiegel.

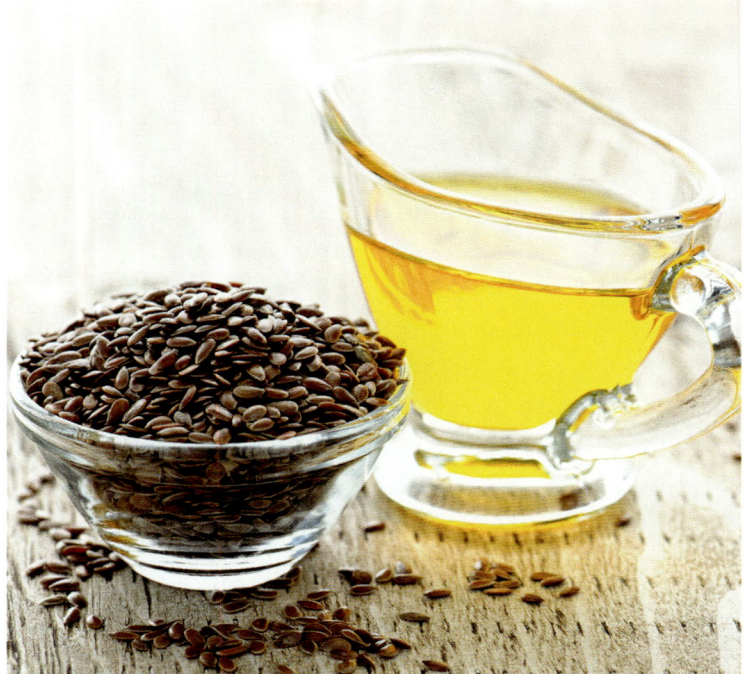

Auch ballaststoffreiche Lebensmittel beeinflussen den Fettstoffwechsel positiv. Sie wirken mindernd auf den Cholesterinspiegel und steigern den Wert des guten HDL-Cholesterins. Ballaststoffe sind unter anderem enthalten in Vollkornprodukten, braunem Reis, dunklen Nudeln, Gemüse und Hülsenfrüchten.

Ein Getreide, das sich besonders positiv auf den Cholesterinwert auswirkt, ist der Hafer. Er kann über Flocken oder Brot in den Speiseplan einbezogen werden.

> **Porridge zum Frühstück**
> Bereiten Sie sich doch morgens mal einen Porridge zu, indem Sie Haferflocken in Wasser aufkochen, Zimt oder Vanille sowie etwas Honig und klein geschnittene Trockenfrüchte dazugeben und den Brei rund zehn Minuten köcheln lassen. Das leckere Gericht streichelt nicht nur den Magen, sondern auch die Seele.

Obst ist nicht nur als Vitaminversorger zu empfehlen, sondern wirkt auch ausgleichend auf den Fettstoffwechsel. Besonders Äpfel spielen dabei eine wichtige Rolle; der in ihnen enthaltene Ballaststoff Pektin ist fähig, den Wert des schlechten LDL-Cholesterins zu senken.

Auch Zwiebeln und Knoblauch senken durch ihre schwefelhaltigen Inhaltsstoffe den Cholesterinspiegel und beugen damit Arteriosklerose vor. Schneiden Sie deshalb öfter mal eine Zwiebel oder Knoblauch in Ihren Gemüseauflauf oder Salat.

Außerdem ist wichtig zu wissen, dass wenige, aber reichhaltige Mahlzeiten den Anstieg des Cholesterinspiegels begünstigen. Daher sollte man die Hauptmahlzeiten nicht zu prall ausfallen lassen. Nehmen Sie stattdessen vor- und nachmittags zwei kleine Zwischenmahlzeiten ein, zum Beispiel Obst in Form von einem Apfel oder einer Birne, oder essen Sie zwischendurch einmal einen Naturjoghurt.

Die Säulen einer gesunden Ernährung

> **!** Kaffee lässt den Cholesterinspiegel steigen, Grüntee senkt ihn.

Trinken Sie nicht zu viel Kaffee. Der Genuss des Muntermachers lässt den Cholesterinspiegel steigen. Dies gilt übrigens auch für koffeinfreien Kaffee. Trinken Sie stattdessen öfter einmal eine Tasse Grüntee. Studien haben ergeben, dass der grüne Tee den LDL-Wert verringert. Wenn Sie beim Genuss von Grüntee daran denken, das Wasser nach dem Aufkochen ca. drei Minuten abkühlen zu lassen, so nehmen Sie mit dem Genuss des asiatischen Stimmungsaufhellers auch das abwehrstärkende Vitamin C mit ins Boot.

Grüner Tee verringert nachweislich den LDL-Wert.

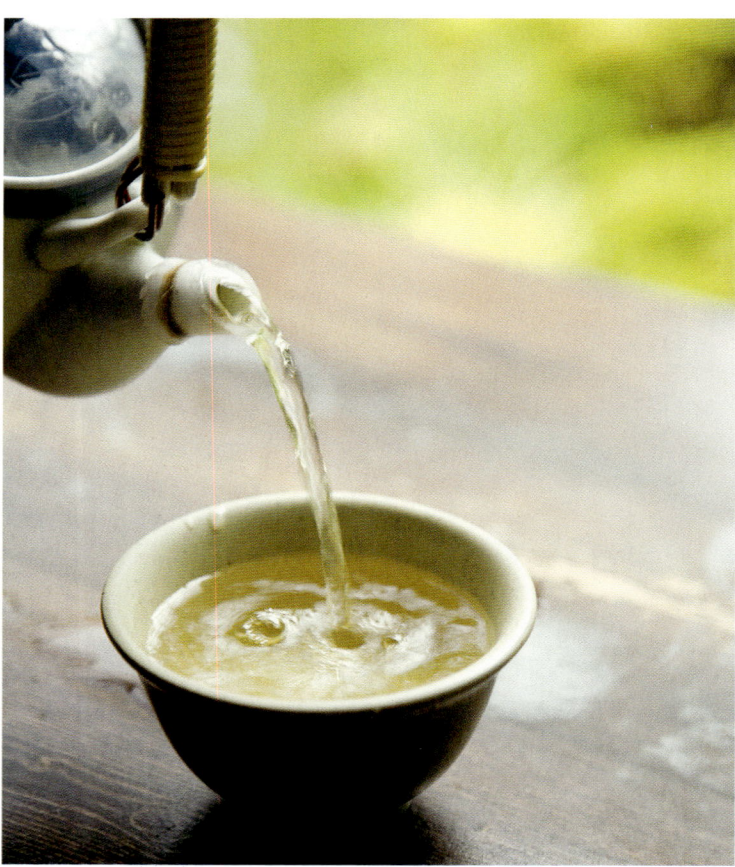

Was Sie sonst noch tun können

- Regelmäßige körperliche Bewegung wirkt sich senkend auf den Cholesterinspiegel aus. Nehmen Sie sich daher zwei- bis dreimal die Woche mindestens eine halbe Stunde Zeit und bewegen Sie sich nach Lust und Laune.
- Stress beeinflusst den Cholesterin-Wert negativ. Lernen Sie Entspannungstechniken, gönnen Sie sich immer wieder Ruhepausen und lassen Sie die Seele baumeln. Und versuchen Sie, die Aufgaben, die Ihnen das Leben stellt, nicht immer zu ernst zu nehmen.

Die Sprache der Seele
Vor einiger Zeit kam eine ältere Dame in die Praxis, die schon seit vielen Jahren mit einem erhöhten Cholesterinspiegel zu tun hatte. Eisern verzichtete sie auf zu viel Fleisch, Eier, Butter und Ähnliches – und trotzdem schaffte sie es nicht, ihren Wert auf normal zu bekommen. Eines Tages erzählte sie, dass sie vorhatte, mit ihrem Mann zwei Wochen Urlaub in Tunesien zu machen. Bekanntermaßen offerieren die tunesischen Hotels für Cholesterinbewusste nur wenig Gesundes zum Essen. Die Dame nahm sich vor, sich nach der Rückkehr in Deutschland noch strenger an die Cholesterinempfehlungen zu halten, um das vermeintliche Defizit aus dem Tunesienurlaub wieder auszugleichen. Einige Tage nach ihrer Rückkehr berichtete sie, dass sie sich während des Urlaubs zwar nicht cholesterinbewusst ernährt hatte, aber endlich seit langer Zeit mal wieder entspannen konnte. Sie badete im Meer, ließ sich mit Massagen verwöhnen und schlief aus. Verblüfft erzählte sie, dass ihr Cholesterinwert nach dem Tunesienaufenthalt nicht, wie erwartet, angestiegen, sondern sogar etwas gesunken war. Seien Sie daher bitte nicht zu streng mit sich selbst beim Umgang mit den cholesterinreichen Lebensmitteln und vergessen Sie nicht, sich zur richtigen Zeit, am richtigen Ort zu entspannen und verwöhnen zu lassen!

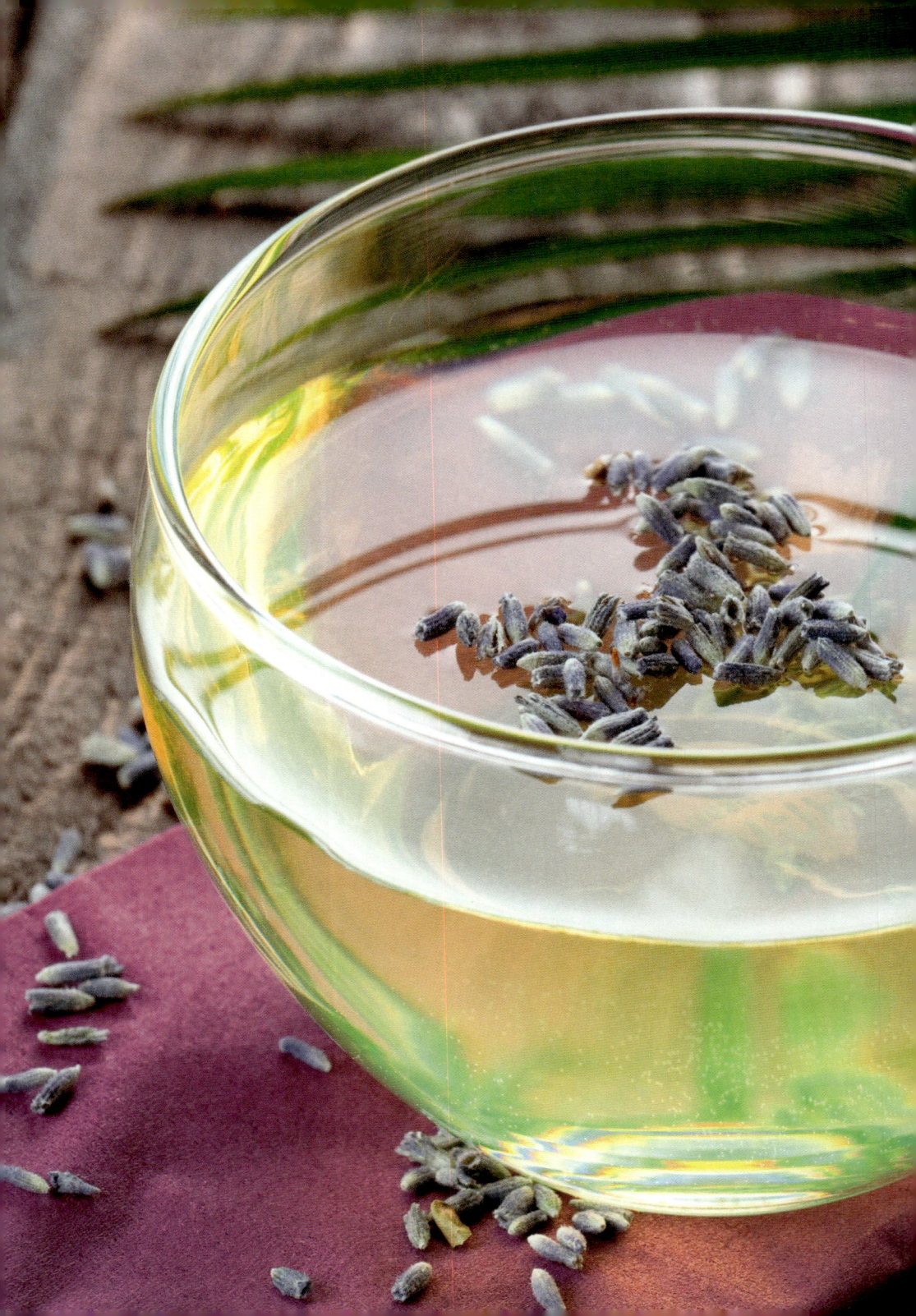

KRANKHEITEN BEHANDELN MIT DEN HEILKRÄFTEN AUS DER KÜCHE

So wie viele gesundheitlichen Störungen ihre Ursache zumindest zum Teil in einer falschen Ernährung haben, können sie umgekehrt auch durch die richtige Ernährung gelindert und manchmal sogar geheilt werden. Hier erfahren Sie, wie Sie die Hausapotheke aus der Küche bei den verschiedensten Beschwerden richtig einsetzen. Noch besser ist es natürlich, schon vorher richtig zu essen und diese Krankheiten gar nicht erst zu bekommen!

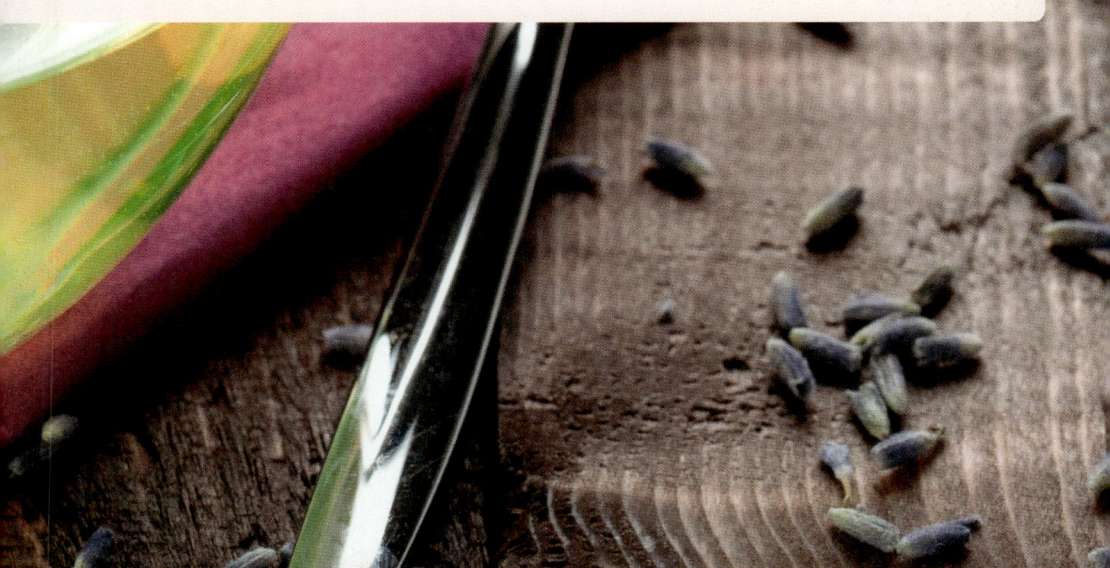

Hoher Blutdruck – wenn die Gefäße unter Druck stehen

Man sieht und spürt ihn nicht und trotzdem leiden viele Menschen unter einem erhöhten Blutdruck. Er gilt als großer Risikofaktor für Herz-Kreislauf-Erkrankungen. Grund genug, das Zepter selbst in die Hand zu nehmen und vorbeugend Maßnahmen zu ergreifen, die dazu beitragen, dass der Blutdruck nicht in die Höhe geht!

Richtig essen bei hohem Blutdruck
Das Salz in der Suppe

Studien und Erfahrungen zeigen, dass sich ein maßvoller Umgang mit Salz harmonisierend auf den Blutdruck auswirkt. Meiden Sie daher Nahrungsmittel, die viel Natrium enthalten. Das sind zum Beispiel Schmelzkäse, Wurst- und Fleischwaren, Chips und Cola-Getränke. Achten Sie beim Kauf von Mineralwasser darauf, dass es einen möglichst niedrigen Natriumgehalt hat, also weniger als 20 Milligramm Natrium pro Liter.

Statt gesalzenen Käsesorten empfehlen sich selbst angerichtete Quarkzubereitungen, etwa mit frischen Kräutern, Knoblauch, Zwiebeln oder Gewürzen wie Paprika oder eine milde Curry-Mischung. Kartoffeln sollte man möglichst mit Schale und ungesalzen kochen. Auf diese Art werden überdies die wertvollen Mineralstoffe nicht vergeudet.

Zum Würzen der Speisen können alternativ frische oder getrocknete Kräuter, Miso (Sojapaste), Gomasio (gerösteter Sesam), rohe Zwiebeln oder Knoblauch sowie verschiedene Gewürze verwendet werden. Knoblauch ist übrigens nicht nur eine Alternative zum Salz, er senkt den Blutdruck auch unmittelbar selbst. Diese Wirkung geht von dem sekundären Pflanzenstoff Allizin aus. Daher empfiehlt es sich, täglich ein bis zwei Zehen den Speisen beizugeben.

> **!** Greifen Sie statt zu Salz zu Kräutern, Gewürzen und Knoblauch.

Ballaststoffe

Eine ballaststoffreiche Ernährung trägt ebenfalls zur Senkung des Blutdrucks bei. Dieser Effekt ist darauf zurückzuführen, dass die Faserstoffe bei der Verdauung im Darm durch Bakterien zu kurzkettigen Fettsäuren abgebaut werden, welche wiederum eine blutdrucksenkende Wirkung haben. Grund genug, Vollkornbrot, Gemüse, Hülsenfrüchte und Co in den täglichen Speiseplan mit einzubauen. Und noch besser ist es natürlich, wenn Sie zu salzarmen Broten und Backwaren greifen, die es im Naturkostladen oder Reformhaus gibt.

Eine bestimmte Ballaststoffart, nämlich die Pektine, wirkt explizit blutdrucksenkend. Pektine sind unter anderem in Zitrusfrüchten, Bananen und vor allem in Äpfeln enthalten. Denken Sie daher öfter einmal an den weisen Ausspruch: An apple a day keeps the doctor away (Ein Apfel pro Tag hält den Doktor fern).

> **!** Denken Sie daran: An apple a day keeps the doctor away.

Die richtigen Öle und Fette

Verwenden Sie zum Anmachen von Salaten kalt gepresste Öle, da diese blutdrucksenkend wirken. Neben dem bekannten Olivenöl, Rapsöl und dem Leinöl bieten sich auch Schwarzkümmelöl, Borretschöl, Hanföl sowie Nachtkerzenöl an. Achten Sie beim Kauf von Olivenöl darauf, dass Sie ein hochwertiges Öl in den Einkaufskorb legen – „Nativ Extra" oder „Extra Virgin" sind dabei die entscheidenden Zauberworte.

Auch Seefisch ist reich an wichtigen, blutdrucksenkenden ungesättigten Fettsäuren. Genießen Sie daher ein- bis zweimal die Woche eine Fischmahlzeit.

Wichtig: Vitalstoffe

Kalium Kaliumreiche Speisen begünstigen eine Harmonisierung des Blutdrucks. Das hängt damit zusammen, dass dieses Mineral den Transport des Wassers aus den Zellen aktiviert, was zur Folge hat, dass der Flüssigkeitsgehalt im Blut abnimmt und gleichzeitig der Blutdruck sinkt. Kalium ist zum Beispiel enthalten in Bohnen, Erbsen, Linsen, Vollreis, Kartoffeln, Keimlingen und Sprossen, Avocados, Feldsalat, Fenchel, Mangold, Petersilie, Schnittlauch, getrockneten Aprikosen, Bananen, Kakifrüchten und Pfirsichen.

Vitamin C Auch dieses Vitamin kann dazu beitragen, den Blutdruck zu senken, weil es erweiternd auf die Blutgefäße wirkt. Beziehen Sie daher Lebensmittel, die viel Ascorbinsäure enthalten, in Ihren täglichen Speiseplan mit ein: Hagebutten, Sanddorn, schwarze Johannisbeeren, Papaya, Brokkoli, Rosenkohl, Kiwi, Zitronen, Orangen, Erdbeeren und grüne Paprika. Auch grüner Tee liefert Vitamin C, wenn man ihn nicht mit kochendem Wasser übergießt, sondern das Wasser drei Minuten abkühlen lässt.

Flavonoide Grüner und schwarzer Tee haben gemein, dass sie blutdrucksenkende Flavonoide enthalten. Man sollte sie aber nicht zu den Mahlzeiten trinken, da sie die Verwertung von Kalzium mindern. Genießen Sie den Tee lieber zwischendurch mal. Vergessen Sie aber nicht, dass schwarzer und grüner Tee zu den Genussmitteln gehören, und trinken Sie diese nicht im Übermaß. Zwei bis drei Tassen am Tag sollten genügen.

Bitte meiden Folgende Nahrungs- und Genussmittel stehen bei hohem Blutdruck auf der schwarzen Liste, da sie eine Erhöhung des Blutdrucks begünstigen: Kaffee, Alkohol, Lakritzen, Salzstangen, Laugenbrezeln, Kartoffelchips und Fast Food.

Nicht nur das Was, auch das Wie spielt eine Rolle beim erhöhten Blutdruck. Gehören Sie auch zu den Menschen, die das Frühstück im Gehen einnehmen und in Gedanken schon bei ganz anderen Dingen sind? Diese Verhaltensweise wirkt sich nicht gerade förderlich auf Ihren Blutdruck aus. Schenken Sie sich lieber Zeit für Ihre Gesundheit und nehmen Sie die Mahlzeiten in Ruhe und Muße ein.

! Gönnen Sie sich zwischendurch eine Pause mit einer Tasse Grüntee.

! Essen Sie mit Muße. Ihr Blutdruck wird es Ihnen danken.

Was kann man bei Bluthochdruck essen und was nicht?

	GEEIGNETE LEBENSMITTEL	UNGEEIGNETE LEBENSMITTEL
Fleisch und Fisch	Alle Sorten Frischfleisch und Frischfisch	Gepökelte und gesalzene Fischprodukte, gepökelte und geräucherte Fleischwaren
Obst und Gemüse	Frisches Obst und Gemüse, Hülsenfrüchte	Gemüsekonserven
Soßen und Würzmittel	Gewürze, getrocknete oder frische Küchenkräuter, Knoblauch, Zwiebeln	Haushaltssalz, Meersalz, Ketchup, Gewürzmischungen, Brühwürfel, Tomatenmark
Tierische Produkte	Milch und Eier in Maßen (1 Liter Milch enthält ca. 1,2 g Natrium, 1 Ei ca. 0,12 g Natrium)	Gesalzene Käsesorten (Camembert, französischer Weichkäse, Emmentaler)
Getreide	Vollkornbackwaren	Gesalzene Backwaren, Cornflakes
Öle und Fette	Butter, ungehärtete Margarine, kalt gepresste Pflanzenöle	Mayonnaise, Schmalz, gesalzene Butter, Margarinesorten mit einem Natriumanteil von über 0,04 %
Sonstiges		Chips, Salzstangen, Laugenbrezeln, Lakritzen
Getränke	Natriumarmes Mineralwasser	Mineralwasser mit mehr als 20 mg Na/l

Was Sie sonst noch tun können
- Gehen Sie zwei- bis dreimal die Woche einer sportlichen Betätigung nach. Sport baut nicht nur Kalorien ab, sondern wirkt sich auch harmonisierend auf einen zu hohen Blutdruck aus.
- Es ist ausgesprochen wichtig, einen gesunden Umgang mit Stress zu finden. Haben Sie schon mal die Feldenkrais-Methode ausprobiert? Diese geht weit über die übliche Entspannung hinaus. Sie hilft dabei, den Körper wieder bewusster wahrzunehmen und ins rechte Lot zu bringen.
- Bauen Sie ein eventuell bestehendes Übergewicht ab. Ein Zuviel auf der Waage begünstigt eine Erhöhung des Blutdrucks.

Die Sprache der Seele
Hoher Blutdruck deutet darauf hin, dass man unter Druck steht. Sind auch Sie Druck von außen ausgesetzt oder setzen sich selbst unter Druck und haben das Gefühl, durchhalten zu müssen? Dann versuchen Sie zwischendurch immer mal wieder, Ihre Konzentration auf Ihren Atem zu lenken, um aus dem Kopf herauszukommen. Wichtig ist es, den Druck, der auf Ihnen lastet, über körperliche Bewegung nach außen abzugeben, etwa mit Kampfsport, Walking oder Tanz.

Niedriger Blutdruck – wenn der Schwung fehlt

Falls Sie morgens nur schwer aus dem Bett kommen und Ihnen gleich nach dem Aufstehen schwindlig ist, dann ist Ihr Blutdruck möglicherweise zu niedrig. In der Regel ist ein zu niedriger Blutdruck nicht ganz so problematisch wie ein zu hoher. Er tritt meist nur vorübergehend auf und verschwindet dann wieder. Oft zeigt er sich bei plötzlichen Bewegungen, wie beim Aufrichten aus einer liegenden oder sitzenden Haltung. Rasche Ermüdungserscheinungen sowie ein erhöhtes Schlafbedürfnis können ebenfalls auf einen zu niedrigen Blutdruck hinweisen. Es können aber auch hormonelle Veränderungen wie der Eintritt in die Pubertät oder in die Wechseljahre dafür verantwortlich sein.

Richtig essen bei niedrigem Blutdruck

Das Prinzip ist einfach: Was für einen zu hohen Blutdruck hinderlich ist, ist für einen zu niedrigen Blutdruck förderlich. Gönnen Sie sich daher zwischendurch ruhig immer wieder mal eine Lakritzestange. Diese enthält den sekundären Pflanzenstoff Saponin, der sich steigernd auf den Blutdruck auswirkt.

Landläufig wird bei einem zu niedrigen Blutdruck der Genuss von Kaffee empfohlen. Dies sollte man jedoch differenziert betrachten. Gehören Sie zu den Menschen, die regelmäßig und viel Kaffee trinken, dann wird das Genussmittel Ihren Blutdruck nur wenig nach oben hin beeinflussen. Haben Sie jedoch bislang nur wenig oder gar keinen Kaffee genossen, so würde das eine oder andere Tässchen am Tag schon eine blutdrucksteigernde Wirkung entfalten. Greifen Sie daher statt zu Kaffee lieber zu Rosmarintee. Dieser wirkt auch kreislaufanregend, enthält aber kein Koffein und ist somit magenschonender. Ein weiterer Muntermacher ist der Matetee aus Südamerika. Er enthält etwas Koffein, ist aber magenschonender und damit verträglicher als zum Beispiel Schwarztee.

> **!**
> Rosmarintee und Matetee sind magenschonende Muntermacher.

Bei niedrigem Blutdruck wird auch gern der Genuss von Sekt empfohlen. Allerdings lässt dessen blutdruckerhöhende Wirkung recht schnell nach; außerdem fühlt man sich nach dem Genuss von Alkohol bekanntermaßen müde. Von daher ist das prickelnde Getränk keine Option für Menschen, die mit einem niedrigen Blutdruck zu tun haben.

Nehmen Sie am Tag drei Haupt- und zwei Zwischenmahlzeiten zu sich. Das hat den Vorteil, dass Sie einem Blutdruckabfall entgegenwirken, der sich gern nach dem Verzehr von zu reichhaltigen Speisen einschleicht.

Was Sie sonst noch tun können
- Grundlegend gilt die Empfehlung, bei zu niedrigem Blutdruck nicht sofort nach dem Aufwachen aus dem Bett zu springen, sondern sich beim Aufrichten Zeit zu lassen.
- Wenn Sie dann das Bad aufsuchen, empfiehlt es sich, nicht zu heiß, sondern eher mild warm zu duschen. Rubbeln Sie sich

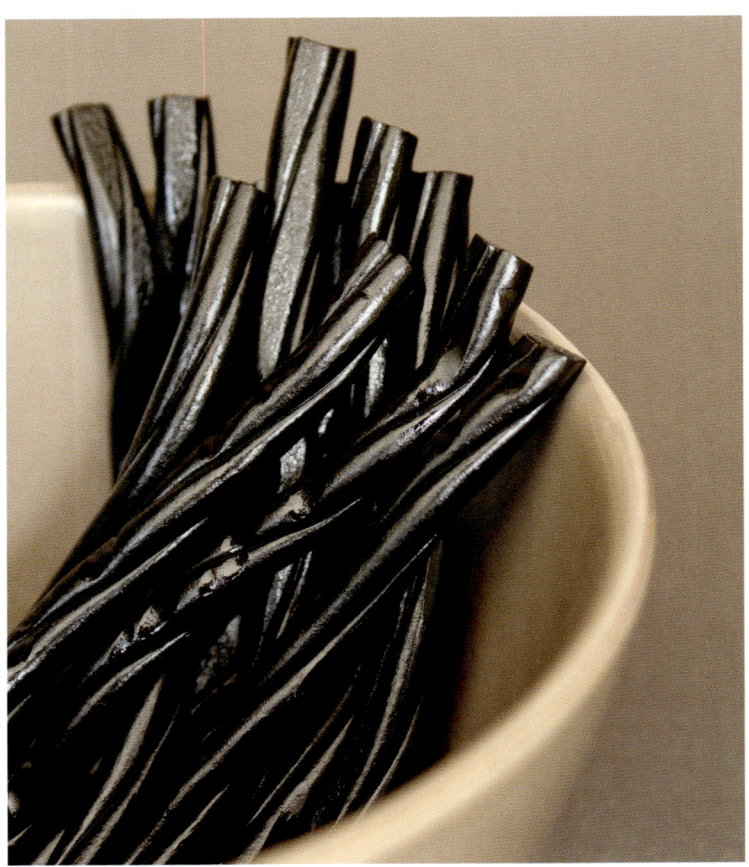

Gönnen Sie sich bei niedrigem Blutdruck gelegentlich eine Lakritzestange.

am Besten vor dem Duschen trocken mit einem Massagehandschuh ab. Das bringt den Kreislauf in Schwung. Am Abend bietet sich eine milde Kaltwasserreizung, sprich Waschungen mit einem feuchten Waschlappen oder Unterschenkelgüsse, an. Ein Rosmarinbad oder das Einreiben mit Rosmarin-Hautölen hilft ebenfalls, den Kreislauf anzuregen.
- Natürlich spielt auch die Bewegung eine wichtige Rolle. Bewegungsarten wie Schwimmen, Radfahren oder Joggen, ein bis zwei Stunden in der Woche ausgeübt, bringen den Kreislauf wieder auf Trab. Übertreiben Sie es aber nicht mit dem Sport, denn sonst wirkt das Ganze wieder blutdrucksenkend. Für die kalte Jahreszeit bietet sich ein Zimmertrampolin an, auf dem Sie zwei- bis dreimal am Tag rund zehn Minuten hüpfen können.

> **!** Trampolinspringen macht Spaß und bringt den Kreislauf auf Trab.

Die Sprache der Seele
Da ein zu niedriger Blutdruck oft mit einem Schwindelgefühl einhergeht, sollten Sie Ihre momentane Lebenssituation einmal überdenken und sich fragen, welche bevorstehenden Aufgaben bei Ihnen Schwindel oder Unwohlsein auslösen. Vielleicht ist es an der Zeit, eine Auszeit von Terminen und Verantwortung zu nehmen und sich ein paar Tage in ein Wellnesshotel oder eine einsame Hütte in den Bergen zurückzuziehen!

Osteoporose – wenn die Knochen brüchig werden

Osteoporose wird im Volksmund auch als Knochenschwund bezeichnet. Bei dieser Erkrankung liegt eine Störung des Kalkstoffwechsels in den Knochen vor, was zur Folge hat, dass vermehrt Knochensubstanz abgebaut wird. Bis zum 35.–40. Lebensjahr wird Knochensubstanz überwiegend aufgebaut, aber ab der Lebensmitte büßt der Körper nach und nach ein Drittel seiner Knochenmasse ein. Doch erst wenn der Knochenverlust außergewöhnlich hoch ist und die Knochenstabilität dadurch immens nachlässt, besteht Grund zur Sorge.

Man unterscheidet dabei zwei Osteoporoseformen: Bei der primären Form liegt keine auslösende Vorerkrankung vor; sie ist mit circa 95 Prozent die häufigste Osteoporoseform. Von ihr sind überwiegend Frauen betroffen. Innerhalb des natürlichen Lebenszyklus kommt es nach den Wechseljahren zu einem vermehrten Abbau der Knochenmasse. Wurde während der ersten Lebenshälfte zu wenig Kalzium in die Knochen eingelagert, kann somit nach den Wechseljahren eine Osteoporose eintreten. Der sekundären Form liegt eine andere Erkrankung zugrunde, etwa eine Überfunktion der Schilddrüse oder eine Störung der Tätigkeit der Nebenniere. Wird diese Erkrankung erfolgreich behandelt, führt dies meist auch zu einer Verbesserung der Osteoporose.

> **!** Nach den Wechseljahren wird verstärkt Knochenmasse abgebaut.

Die Osteoporose wirkt sich auf den gesamten Knochenbau aus, mit der Folge, dass die Knochen schon bei der kleinsten Belastung oder bei einem Sturz brechen können. Auch eine Verkürzung des Rumpfes und der sogenannte Witwenbuckel sind mögliche Folgen.

Richtig essen bei Osteoporose
Kalzium: das A und O

Die Knochen benötigen zu ihrem Aufbau unter anderem Kalzium. Ist der Anteil des Kalziums im Blut zu niedrig, wird der fehlende Teil dieses Mineralstoffes aus den Knochen entzogen. Eine gute Kalziumversorgung bildet damit das Grundgerüst zur Vorbeugung und Behandlung von Osteoporose. Die folgenden Empfehlungen der Deutschen Gesellschaft für Ernährung (DGE) für die tägliche Kalziumzufuhr berücksichtigen die unterschiedlichen Bedürfnisse im Lauf des Lebens.

> **!** Kalzium ist besonders wichtig für den Knochenaufbau.

Kalziumbedarf pro Tag in mg

Kinder	600–1100
Jugendliche	1200
Erwachsene	1000
Frauen in Schwangerschaft und Stillzeit	1000
Frauen nach den Wechseljahren	1000

Kalziumreiche Lebensmittel

Pflanzliche Lebensmittel Unter den pflanzlichen Lebensmitteln liefern Gartenkräuter besonders viel Kalzium, das auch bei getrockneten Kräutern noch voll erhalten ist. Zu den kalziumreichsten Nahrungsmitteln gehört Sesam. Damit der Körper das Kalzium auch aufnehmen kann, muss man die Samen gründlich kauen und vor dem Verzehr in einem Mörser anstoßen. Zu kaufen gibt es außerdem Sesammus (Tahin), das als Brotaufstrich dient, oder die Würze Gomasio. Kalzium ist auch reichlich in

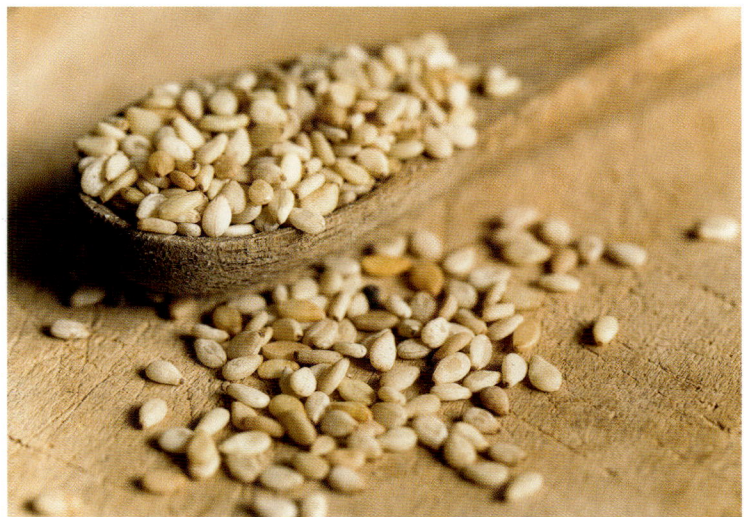

Sesam gehört zu den kalziumreichsten Nahrungsmitteln.

> **!** Schütten Sie das kalziumreiche Gemüsekochwasser nicht weg, sondern verwenden Sie es für Soßen und Suppen.

Mandeln, Grünkohl und Brokkoli enthalten. Das Gemüsekochwasser sollte man für Suppen oder Soßen verwenden, da das Kalzium während des Garvorgangs ausgeschwemmt wird.

Tierische Lebensmittel Unter den tierischen Lebensmitteln enthalten vor allem Milchprodukte wie Joghurt, Buttermilch und Käse viel Kalzium. Dabei macht es keinen Unterschied, ob die Milch wärmebehandelt wurde oder nicht oder ob sie fettreduziert ist oder nicht. Dies gilt auch für Sauermilchprodukte. Fettarmer Käse enthält sogar mehr Kalzium als fettreicher.

Kalziumgehalt von Lebensmitteln pro 100 g in mg

Grünkohl	210
Petersilie	245
Amaranth	250
Mandeln	250
Sojabohnen	255
Camembert (30 %)	600
Edamer (40 %)	750
Sesam	785
Dill	1170
Emmentaler (45 %)	1200

Kalziumhemmende Faktoren

Phosphat Am günstigsten für den Knochenaufbau ist es, wenn das Kalzium-Phosphat-Verhältnis in der Nahrung zugunsten des Kalziums ausfällt. Ein starker Überschuss an Phosphat behindert die Kalziumaufnahme aus dem Darm. Phosphat kommt konzentriert vor allem in Fleisch, Wurst, Innereien, Quark, Eiern und Getreidekleie vor. Bei den meisten pflanzlichen Nahrungsmitteln und bei einigen Milchprodukten überwiegt dagegen das Kalzium.

> **!** Phosphat ist der große Gegenspieler des Kalziums.

Deswegen sollte man zur Vorbeugung und Behandlung von Osteoporose reichlich pflanzliche Nahrung essen, besonders grüne Gemüsesorten und Kräuter. Auf Kleieprodukte sollte man verzichten.

Quark und Frischkäse sowie Getreide weisen ein ungünstiges Kalzium-Phosphor-Verhältnis auf. Der Schwerpunkt des Speiseplans darf daher auf reichlich Gemüse liegen. Es empfiehlt sich, Quark und Frischkäse mit Kräutern anzureichern.

Phosphat wird in der Lebensmittelverarbeitung zur Konservierung von Speisen, als Zusatzstoff bei der Fleischverarbeitung sowie als Verdickungs- und Geliermittel eingesetzt. Man sollte deshalb möglichst zu Bio-Fleischerzeugnissen greifen und Schmelzkäse, Getränke wie Cola und Limonade und Süßigkeiten meiden. Lesen Sie die Zutatenliste: Phosphat ist als Zusatzstoff durch die E-Nummern 338–341 und 450–452 gekennzeichnet.

Eiweißüberschuss Bei der Entstehung von Osteoporose spielt auch eine Eiweißüberversorgung eine Rolle, denn ein Zuviel begünstigt die Ausscheidung von Kalzium. Ein Übermaß an Eiweiß kann vor allem durch Eiweißpräparate aufgenommen werden, aber auch, wenn man zu viele Eiweißlieferanten wie Wurst, Fleisch und Innereien sowie Milch und Milchprodukte und eiweißreiche Hülsenfrüchte verzehrt.

Die konventionelle Ernährungswissenschaft empfiehlt bei Osteoporose eine reichliche Aufnahme von Milch und Milchprodukten, um den Kalziumbedarf zu decken. Weil sie Eiweiß enthalten, sollte man seinen Kalziumbedarf jedoch nicht ausschließlich darüber decken, sondern auch reichlich kalziumreiche pflanzliche Lebensmittel essen.

Oxalsäure Oxalsäure geht mit Kalzium eine Verbindung ein, die vom Körper nicht verwertet werden kann. Deshalb sollte bei Osteoporose sparsam mit oxalsäurehaltigen Lebensmitteln umgegangen werden. Dies sind Spinat, Rote Bete, Mangold und Rhabarber sowie Kakao. Spinat enthält zwar viel Kalzium, aber noch

> Milchprodukte zur Deckung des Kalziumbedarfs sind ein zweischneidiges Schwert.

mehr Oxalsäure. Diese verhindert nicht nur die Aufnahme des enthaltenen Kalziums, sondern hemmt zusätzlich die Verwertung von weiteren 100 Milligramm Kalzium aus anderen gleichzeitig verzehrten Nahrungsmitteln.

Phytinsäure Die Phytinsäure bildet im Darm gemeinsam mit Kalzium und anderen Mineralstoffen schwer lösliche Salze, die nicht mehr über die Darmwand aufgenommen werden können. Sie ist vor allem in der äußeren Randschicht von Getreide und damit auch in Kleie enthalten. Isolierte Kleieprodukte sollte man daher meiden. Vollkornbrot enthält zwar vergleichsweise mehr Phytinsäure als Weißmehlbrot, ist jedoch auch kalziumreicher. Außerdem stellt sich beim regelmäßigen Verzehr von Vollkornprodukten eine Phytintoleranz ein, sodass ausreichend Kalzium resorbiert wird. Vollkornprodukte sind deshalb auch bei Osteoporose eher zu empfehlen als Weißmehlerzeugnisse.

Kochsalz Eine übermäßige Kochsalzaufnahme erhöht die Kalziumausscheidung über die Nieren. Die empfohlene Kochsalzzufuhr liegt in Deutschland bei fünf Gramm pro Tag. Viele nehmen allerdings mehr als doppelt so viel Salz, vor allem aus Fertigprodukten, auf. Sparsam salzen heißt daher die Devise. Da Konserven oft übermäßig gesalzen sind, sind sie möglichst zu meiden. Als Alternative zum reinen Kochsalz bietet sich Kräutersalz an sowie frische oder getrocknete Kräuter, Gewürze, Zwiebeln und Knoblauch.

> [!] Lieber frisch auf den Tisch als versalzen aus der Dose.

Alkohol Alkohol im Übermaß beeinflusst den Knochenstoffwechsel negativ. Zudem mindert er auch die Aufnahme von Vitamin D, welches die Kalziumverwertung verbessert. Lassen Sie Alkoholgenuss nicht zur Regel werden!

Kaffee und schwarzer Tee Häufiges Kaffeetrinken (mehr als drei Tassen pro Tag) begünstigt zum einen die Kalziumausscheidung über die Nieren. Zum anderen bewirkt der Genuss von Kaffee (und Kakao) direkt nach einer Mahlzeit eine Verminderung der Kalziumverwertung um 40 Prozent. Bei schwarzem Tee wird

> [!] Trinken Sie Kaffee und Schwarztee nicht direkt nach einer Mahlzeit.

die Verwertung sogar um 70 Prozent gehemmt! Genießen Sie diese Stimulanzien daher möglichst erst etwa zwei Stunden nach einer Mahlzeit. Darüber hinaus regt übermäßiges Kaffeetrinken die Tätigkeit der Osteoklasten an (Riesenzellen, die den Knochen abbauen). Genießen Sie stattdessen grünen Tee; er enthält viel Vitamin C, was sich gut auf die Kalziumverwertung auswirkt. Doch auch grünen Tee sollte man nicht direkt nach der Mahlzeit trinken.

> **Das Volk, das keine Osteoporose kennt**
> Legt man die Empfehlungen der konventionellen Ernährungswissenschaft zugrunde, müssten die meisten Frauen des afrikanischen Volkes der Bantu an Osteoporose leiden, da sie pro Tag lediglich 350 Milligramm Kalzium zu sich nehmen, weniger als die Hälfte des hierzulande empfohlenen Tagesbedarfs. Trotzdem haben sie auch im hohen Alter noch einen hervorragenden Knochenbau. Dies zeigt, dass die Entstehung von Osteoporose nicht nur eine Frage der Kalziumzufuhr ist. Neben anderen Faktoren liegt dem gesunden Knochenbau dieser Frauen auch eine bewegungsreiche und gesunde Lebensführung sowie natürliche Ernährung zugrunde.

Faktoren, die Osteoporose fördern

Übersäuerung Ein Defizit an basischen Stoffen sowie ein Zuviel an sauren Verbindungen im Organismus können Osteoporose mitverursachen. Durch zu viele „saure" Mineralstoffe in der Nahrung, wie Schwefelsäure, Phosphor und Fluor, werden dem Körper basische Verbindungen entzogen, zum Beispiel Kalzium aus den Knochen. Daher ist es bei Osteoporose unerlässlich, sich überwiegend von basenbildenden Lebensmitteln zu ernähren. Eine Übersicht finden Sie im Kapitel „Übersäuerung".

Abmagerungskuren Viele Diäten sind einseitig und versorgen den Organismus nicht genügend mit Vitalstoffen wie Kalzium

> ! Basenbildende Lebensmittel sind Balsam für die Knochen.

und Vitamin D. Wer überschüssige Pfunde loswerden möchte, sollte sein Gewicht über eine ausgewogene, vollwertige Ernährung und genügend Bewegung reduzieren.

Störung des Darmes Das knochenstärkende Kalzium aus der Nahrung wird vom Darm ins Blut aufgenommen. Liegt eine Störung der Darmflora vor, so bildet dies ein „Handicap" für die Kalziumverwertung. Dies ist möglich bei einem erhöhten Pilzbefall, bei chronischem Durchfall, lange andauernder Verstopfung oder bei Erkrankungen des Darmes wie Colitis ulcerosa oder Morbus Crohn. Darum ist es zur Vorbeugung und Behandlung von Osteoporose wichtig, zu überprüfen, ob der Darm intakt ist. Liegt eine Störung vor, ist eine Darmsanierung angezeigt (siehe Kapitel „Hefepilze", S. 19).

Verbesserung der Kalziumverwertung

Vitamin D Vitamin D fördert die Kalziumaufnahme aus dem Dünndarm und verbessert dessen Einlagerung in die Knochen. Außerdem vermindert es die Ausscheidung über die Nieren. Besonders reich an Vitamin D sind Seefisch (zum Beispiel Hering, Rotbarsch, Kabeljau und Makrele), Avocados, Butter und Hefe sowie verschiedene Pilzsorten (Morcheln, Steinpilze, Pfifferlinge und Champignons).

Vitamin D bildet sich auch unter Einwirkung des Sonnenlichts im menschlichen Organismus. Im Frühjahr und Sommer reicht schon ein halbstündiger Aufenthalt in der Sonne aus, damit im Körper genügend Vitamin D gebildet wird. In der sonnenarmen kalten Jahreszeit ist es wichtig, auf Vitamin-D-haltige Lebensmittel zurückzugreifen sowie jeden Lichtstrahl zum „Auftanken" zu nutzen.

Vitamin C Dieses Vitamin verbessert die Kalziumaufnahme. Vitamin C ist vor allem in Zitrusfrüchten, Paprika, Äpfeln, Sprossen und Keimlingen (zum Beispiel in Kresse, Linsen, Kichererbsen, Luzerne- und Alfalfasprossen) sowie in grünem Tee enthalten.

> **!** Tanken Sie Sonnenlicht – Ihre Knochen danken es Ihnen.

Milchsäurebakterien Milchsauer vergorene Lebensmittel fördern die gesunde Darmflora und verbessern damit die Kalziumverwertung. Deshalb empfiehlt sich der regelmäßige Verzehr von Sauerkraut und anderen milchsauer eingelegten Produkten (Rote Bete, Sellerie, Gurken), milchsauer vergorenen Säften sowie Joghurt und Kefir.

> **!** Sauerkraut und Co fördert die Kalziumverwertung.

Was Sie sonst noch tun können

- Hören Sie mit dem Rauchen auf oder reduzieren Sie es zumindest. Wissenschaftliche Untersuchungen zeigen, dass Raucher ein größeres Risiko haben, an Osteoporose zu erkranken, als Nichtraucher.

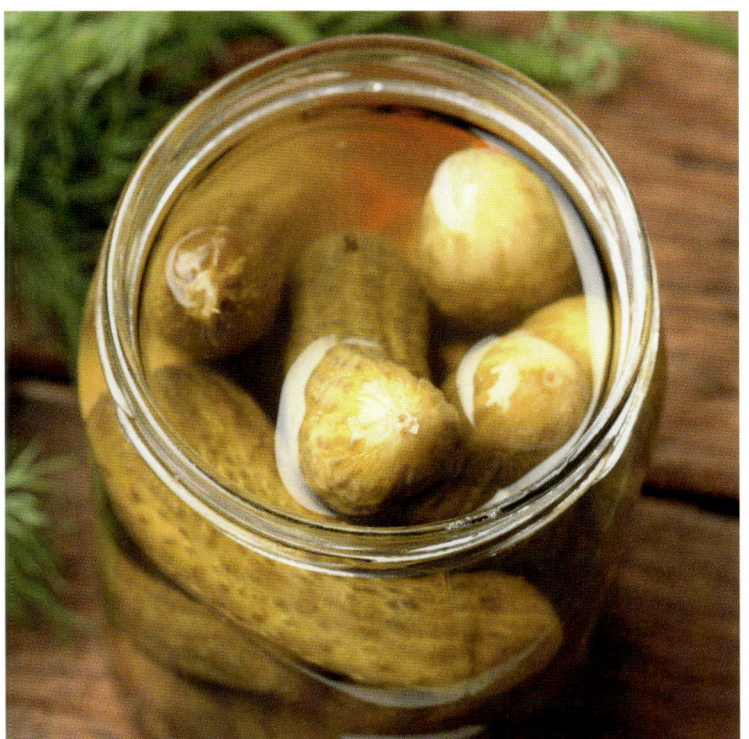

Milchsauer eingelegte Gurken fördern die gesunde Darmflora.

- Bewegen Sie sich. Menschen mit sitzender Tätigkeit und wenig Bewegung in ihrer Freizeit sind anfälliger für Osteoporose als diejenigen, die Sport treiben. Wohldosierte körperliche Belastung stärkt die Knochen.
- Übertreiben Sie es bei bestehender Osteoporose aber nicht mit der Bewegung. Laufen auf Asphalt belastet die Knochen. Besser ist es, auf Waldboden zu joggen oder Bewegungsarten nachzugehen, die das Knochengerüst wenig belasten, wie zum Beispiel Tai-Chi und Qi Gong. Am besten baut man zwei- bis dreimal die Woche mindestens eine Viertelstunde körperliche Bewegung in den Alltag ein.

Die Sprache der Seele
Osteoporose fordert den Betroffenen auf, sich auf seine innere Kraft zu besinnen, sich aus seiner eigenen Mitte heraus zu stützen und dadurch innere Stabilität zu entfalten. Innere Sicherheit können Sie etwa entwickeln, wenn Sie sich an einen regelmäßigen Tagesablauf halten oder die Jahreszeiten-Rhythmen bewusst wahrnehmen. Sie entsteht auch aus dem Gefühl, von innerer Wärme durchdrungen zu sein. Das Zusammensein mit Menschen, in deren Gegenwart man leicht entspannen kann, fördert dieses Gefühl.

Wechseljahresbeschwerden – wenn der Umbruch zur Last wird

Zwischen dem 45. und 55. Lebensjahr lässt bei der Frau die Bildung des Geschlechtshormons Östrogen nach. Die Intervalle zwischen den Regelblutungen werden immer größer, bis die Blutungen schließlich ganz aufhören. Die Zeit der Wechseljahre ist gekommen. Viele Frauen entwickeln jetzt Symptome und Beschwerden wie Kopfschmerzen, Hitzewallungen, Erschöpfungszustände und Stimmungstiefs. Auch die Haut kann trockener und das Haar dünner werden. Der Mangel an Östrogen hat auch zur Folge, dass die Osteoklasten (Riesenzellen, die den Knochen abbauen) vermehrt aktiv werden, was ein Absinken des Kalziumspiegels und einen Verlust an Knochenmasse mit sich bringt. Da Östrogen die Gefäße schützt, trägt die verminderte Produktion dieses Hormons dazu bei, dass der Wert des schlechten LDL-Cholesterins steigt und parallel dazu der Wert des guten HDL-Cholesterins sinkt. Während der Wechseljahre nimmt auch das Unterhautfettgewebe an Volumen zu. Grund genug, sich gewichtsgerecht zu ernähren und vermehrt Sport zu treiben!

Mögliche Beschwerden

- Osteoporose (Knochenschwund)
- Muskel- und Gelenkschmerzen
- Erhöhter Cholesterinspiegel
- Blutdruckschwankungen
- Trockene Scheide
- Scheidenentzündung
- Blasenentzündung
- Trockene Haut
- Dünnes Haar
- Hitzewallungen
- Schwindel
- Seelische Verstimmungen
- Schlafstörungen
- Kopfschmerzen

Richtig essen in den Wechseljahren
Pflanzenöstrogene
Die gute Nachricht vorweg: Trotz der möglichen gesundheitlichen Veränderungen, die die Wechseljahre mit sich bringen kön-

nen, gibt es eine Vielzahl von Lebensmitteln, die Ihnen dabei helfen, gestärkt und kraftvoll durch diese Zeit des Wandels hindurchzugehen.

Die zu den sekundären Pflanzenstoffen zählenden Phytoöstrogene sind in dieser Zeit besonders zu empfehlen. Phytoöstrogene sind rein pflanzliche Stoffe, die vorbeugend und abschwächend bei Hitzewallungen wirken, aber auch Schutz vor Osteoporose und Arteriosklerose (Arterienverkalkung) bieten sowie das Risiko senken, an Brustkrebs zu erkranken. Zu den Phytoöstrogenen gehören unter anderem die Isoflavonoide. Diese sind enthalten in Sojaprodukten wie Sojamehl, Sojabohnenkeimlingen, Tofu und Sojamilch sowie in Miso und Sojasauce (als Salzersatz zum Würzen von Speisen geeignet).

> ! Sojaprodukte helfen, gut durch die Wechseljahre zu kommen.

Die Lignane zählen ebenfalls zu den Phytoöstrogenen. Sie sind vor allem in Leinsamen enthalten, aber auch in Weizen- und Roggenvollkornprodukten. Die Leinsamen gibt man angestoßen ins Müsli oder zum Aufquellen in Joghurt oder Apfelmus.

Vitamine und Mineralstoffe

Vitamin C   Vitamin C lindert Hitzewallungen und ist dafür zuständig, Cholesterin abzubauen. Reich an Vitamin C sind unter anderem Hagebutten, Sanddorn, schwarze Johannisbeeren, Papaya, Brokkoli, Rosenkohl, Kiwis, Zitronen, Orangen, Erdbeeren und grüne Paprika. Gönnen Sie sich öfter einmal ein Tässchen Rotbuschtee, denn auch dieser enthält viel Vitamin C. Wichtig dabei ist, dass man das Wasser nach dem Kochen etwa drei Minuten abkühlen lässt.

> ! Der Vitamin-C-reiche Rotbuschtee lindert Hitzewallungen.

Vitamin E   Auch dieses Vitamin ist in der Lage, Hitzewallungen zu lindern und darüber hinaus Erschöpfungszustände positiv zu beeinflussen. Reizungen der Scheide können durch den Verzehr von Vitamin-E-reichen Lebensmitteln ebenfalls positiv beeinflusst werden. Enthalten ist das fettlösliche Vitamin unter anderem in Sonnenblumenkernen, kalt gepresstem Weizenkeimöl, kalt gepresstem Sonnenblumenöl, kalt gepresstem Olivenöl, Seefisch und Nüssen.

Kalzium Dieser Mineralstoff spielt in den Wechseljahren eine bedeutende Rolle. Kalzium ist nicht nur wichtig für den Knochenaufbau, es gleicht auch Stimmungsschwankungen aus. Essen Sie deshalb moderat Milchprodukte wie Joghurt, Milch, Quark und Käse, aber auch pflanzliche Kalziumlieferanten wie Majoran, Thymian, Kresse, Grünkohl, Porree, Fenchel und Sesam oder Tahin (Sesammus).

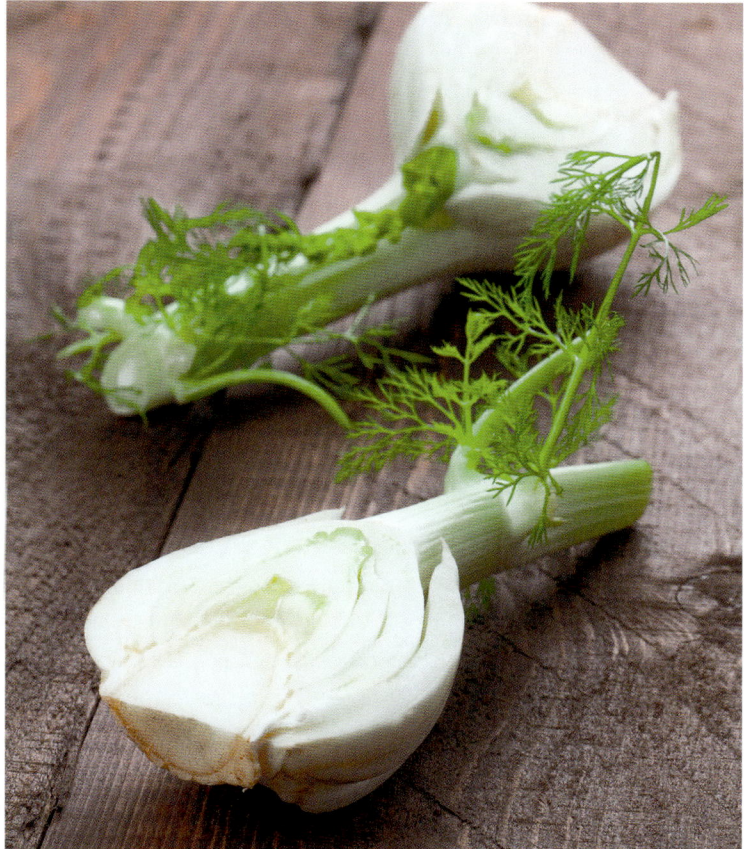

Fenchel enthält besonders viel Kalzium.

> **!**
> Magnesiumreiche Lebensmittel helfen bei Muskelschmerzen und Wadenkrämpfen.

Magnesium Auch dieses Mineral kann gerne in den Wechseljahren berücksichtigt werden, hilft es doch bei Gelenk- und Muskelschmerzen genauso wie bei Übererregbarkeit, Stimmungsschwankungen und Schlaflosigkeit und beugt Arteriosklerose vor. Es ist enthalten in Sojamehl (zum Beispiel Sojabrot), Sonnenblumenkernen, Gerste, braunem Reis, Weizen- und Dinkel-Vollkornbrot, Linsen (zum Beispiel gekeimt), Weizenkeimöl, Spinat, Kohlrabi, Mandeln, Walnüssen, Haselnüssen und magnesiumreichen Mineralwasser.

Machen Sie sich bewusst: Wenn Sie Gemüse und Obst essen, nehmen Sie nicht nur weniger Kalorien zu sich, sondern führen Ihrem Körper gleichzeitig auch hochwertige Vitamine und sekundäre Pflanzenstoffe zu. Essen Sie deshalb jeden Tag reichlich davon.

Weitere Ernährungstipps

Fettreiche Nahrungsmittel tragen das Risiko in sich, Übergewicht und Arteriosklerose zu begünstigen. Grund genug, vor allem den Genuss von fettreichen tierischen Produkten zu reduzieren und stattdessen hochwertige pflanzliche Fette zu sich zu nehmen. So sollte zum Beispiel täglich Lein-, Walnuss- oder Rapsöl auf dem Speiseplan stehen, die reich an Omega-3-Fettsäuren sind.

> **!**
> Die essenziellen ungesättigten Omega-3-Fettsäuren kann der Körper selbst nicht herstellen. Man muss sie über die Nahrung zuführen.

Zusammengefasst gilt die Empfehlung, auf eine vitale Ernährung zu achten, die reich ist an Vollkornprodukten, Sojaprodukten, Obst, Gemüse, Milchprodukten wie Joghurt, Quark oder Käse, Seefisch und hochwertigen pflanzlichen Fetten. Seien Sie dabei aber nicht zu akribisch – ein Stückchen Schokolade zwischendurch hat noch niemanden geschadet!

Was Sie sonst noch tun können

- Besonders in den Wechseljahren sind sportliche Betätigungen gut geeignet, körperlich wie seelisch in die Mitte zu kommen. Ausreichende Bewegung fördert nicht nur den Aufbau von Kalzium, sie baut auch Stress ab, senkt den schlechten LDL- und hebt den guten HDL-Cholesterin-Wert.
- Treiben Sie am besten unter freiem Himmel Sport, dadurch nehmen Sie auch Vitamin D mit ins Boot, das unter der Einwirkung der Sonne in Ihrem Körper produziert wird.

> **!** Bewegung bringt Sie seelisch wieder in die eigene Mitte und fit durch die Wechseljahre.

Die Sprache der Seele
Die Wechseljahre fallen oft in eine Zeit, in der die Kinder schon aus dem Haus sind und die Frau leicht in eine Sinneskrise geraten kann. Die Kunst ist es, in dieser Umbruchphase wieder einen Sinn im Leben zu finden, der unabhängig von äußeren Umständen ist, sprich aus sich selbst heraus seine Anerkennung zu schöpfen. Alte Lebensstrukturen können Sie jetzt hinter sich lassen. Die Chance ist da, sich noch einmal neu zu erfahren und neue Perspektiven ins Leben zu integrieren.

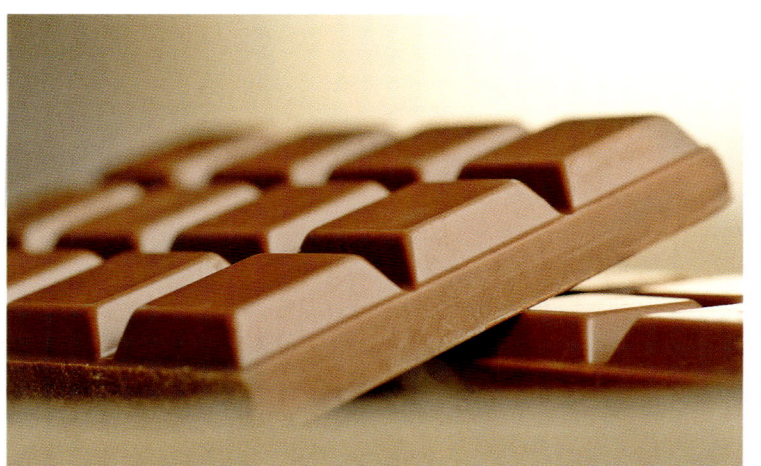

Seien Sie nicht zu streng mit sich und gönnen Sie sich ab und an ein Stückchen Schokolade.

Menstruationsbeschwerden – wenn die Regel Probleme macht

Vor oder während ihrer Regel klagen Frauen oft über körperliche und seelische Verstimmungen, die oft ihre Lebensqualität beeinträchtigen.

Mögliche Symptome
- Krämpfe oder Schmerzen im Unterleib
- Starke oder lang anhaltende Blutungen
- Leistungsminderung
- Müdigkeit
- Reizbarkeit, Nervosität
- Appetitlosigkeit
- Übelkeit
- Blähungen
- Verstopfung oder Durchfall
- Kopfschmerzen, Migräne, Schwindel
- Niedriger Blutdruck

Richtig essen bei Menstruationsbeschwerden
Glücklicherweise gibt es Lebensmittel, die diesen Symptomen vorbeugen beziehungsweise sie lindern können.

Mineralstoffe und Spurenelemente

Magnesium Es empfiehlt sich zum Beispiel, magnesiumreiche Lebensmittel aufgrund ihrer krampflösenden Wirkung in den täglichen Speiseplan einzubeziehen. Magnesium ist enthalten in Sojamehl (zum Beispiel Sojabrot), Sonnenblumenkernen, Gerste, Reis, Weizen- und Dinkelvollkornbrot, Linsen (zum Beispiel gekeimt), Weizenkeimöl, Spinat, Kohlrabi, Mandeln, Wal- und Haselnüssen sowie in magnesiumreichem Mineralwasser.

Kalzium Auch das Kalzium gehört zu den wichtigen Vitalstoffen, da es lindernd auf Menstruationsbeschwerden und Migräne wirkt. Es ist enthalten in Joghurt, Milch, Quark und Käse, aber auch pflanzliche Lebensmittel wie Majoran, Thymian, Kresse, Grünkohl, Porree, Fenchel und Sesam beziehungsweise Tahin (Sesammus) enthalten viel Kalzium.

Eisen Um das durch die Regelblutung verloren gegangene Eisen wieder zu ergänzen, empfehlen sich neben tierischen Produkten (Rindfleisch, Geflügel und Fisch) auch Hirse, Linsen, weiße Bohnen, Haferflocken, brauner Reis, Trockenfrüchte (Feigen, Datteln, Aprikosen), grünes Blattgemüse (Endivien, Feldsalat), Kohl (Brokkoli, Rosenkohl, Blumenkohl, Kohlrabi), Radieschen, Rettich, Rote Bete, Erbsen, Kürbiskerne, Weizenkeimöl und Rotbuschtee sowie der Kräuterblutsaft aus dem Reformhaus. Wichtig zu wissen ist, dass Kaffee und Schwarztee, direkt zum Essen getrunken, die Verwertung von Eisen mindern. Die hemmende Wirkung verliert sich etwa zwei Stunden nach den Mahlzeiten. Gegen eine Tasse Cappuccino zwischendurch ist also nichts einzuwenden.

> Genießen Sie Cappuccino lieber zwischendurch und nicht direkt zu oder nach dem Essen.

Weitere Ernährungstipps

Darüber hinaus wird dem Gewürz Kurkuma eine harmonisierende Wirkung bei Menstruationsstörungen nachgesagt. Das gelbe, zu den Ingwergewächsen zählende Gewürz gibt es in jedem Naturkostladen und in gut sortierten Supermärkten. Es findet Verwendung bei Reis- und Getreidegerichten, kann aber auch zu Gemüseaufläufen gegeben werden.

Eine krampflösende Wirkung wird Fischöl und Leinöl nachgesagt. Grund genug, ein- bis zweimal die Woche Seefisch auf den Tisch zu bringen und Salate mit kalt gepresstem Leinöl anzumachen.

Häufig liegen bei Menstruationsbeschwerden Störungen im Hormonsystem vor. Diese können durch bestimmte Vitalstoffe positiv beeinflusst werden, wie zum Beispiel Vitamin B_6. Zu den

> Kurkuma wirkt harmonisierend bei Menstruationsstörungen.

Lebensmitteln, die reich an Vitamin B_6 sind, gehören Sojaprodukte, Hefeflocken, Walnüsse, Weizenkeimlinge, Kartoffeln, Bananen, Avocados, Linsen, Forelle und Spinat.

Wichtig zu wissen ist, dass Lebensmittel wie Avocados und Lein- und Nachtkerzenöl hochwertige Fettsäuren enthalten, die im Organismus zu Prostaglandinen (Gewebshormone) verstoffwechselt werden. Diese wiederum wirken sich harmonisierend auf den Hormonstoffwechsel aus und regulieren darüber hinaus die Durchblutung.

Zu reduzieren ist während der Periode der Genuss von Nikotin, Tein und Koffein, da diese Genussmittel die Blutgefäße verengen und man sich dadurch schwerer entspannen kann.

Die Sprache der Seele

Vielleicht weisen die Menstruationsbeschwerden darauf hin, dass es an der Zeit ist, Ihrem Leben mehr Struktur zu geben, angefangen bei regelmäßigen Essens- und Schlafzeiten. Achten Sie beim Essen darauf, dass Sie ganz bewusst bei der Sache sind und Ihre Gedanken nicht in die Zukunft oder Vergangenheit abschweifen. Ganz bei dem zu sein, was man gerade tut, wirkt ausgleichend auf Körper, Geist und Seele.

Blasenentzündung – was tun, wenn's brennt?

Wer schon einmal Bekanntschaft mit ihr gemacht hat, kann ein Lied davon singen, wie unangenehm und lästig eine Entzündung der Blase ist. Kaum hat man sich einmal zu lange im kühlen Schwimmbecken aufgehalten, schon wird der Gang zur Toilette zu einer Tortur.

Auslöser und Symptome

Die Ursachen einer Blasenentzündung (Cystitis) können vielschichtig sein. In der Regel wird sie ausgelöst durch Bakterien wie zum Beispiel *Escherichia coli* aus dem Darm. Mitbeteiligt ist oft ein geschwächtes Immunsystem, da die Angriffe der krankhaften Erreger im Normalfall durch die Blasenschleimhaut abgewehrt werden. Betroffen sind überwiegend, aufgrund der vergleichsweise kurzen Harnleiter, Frauen. Oft reichen schon kalte Füße oder ein unterkühlter Unterleib aus, um Schmerzen in der Blase auszulösen. Symptome einer Cystitis äußern sich durch dringenden und häufigen Harndrang sowie schmerzhaftes oder brennendes Wasserlassen.

Richtig essen bei Blasenentzündung
Vitalstoff- und basenreich

Da eine chronische Blasenentzündung auf ein geschwächtes Immunsystem hinweisen kann, empfiehlt es sich, die Abwehrkraft zu stärken und sich vitalstoffreich zu ernähren. Das bedeutet viel Frischkost in Form von Obst und Gemüse, Salate, die mit kalt gepresstem Öl (zum Beispiel Leinöl, Walnussöl, Olivenöl, Weizenkeimöl) zubereitet werden, sowie Vollkornprodukte.

> **!** Basenreiches Essen besänftigt die gereizte und entzündete Blase.

Oft liegt bei einer Cystitis auch eine Übersäuerung des Körpers vor. Diese kann man durch ein Indikatorpapier aus der Apotheke feststellen, welches in den Urin gehalten wird (siehe auch Kapitel „Übersäuerung"). Liegt der pH-Wert mehrere Tage lang unter 6, deutet dies auf eine Übersäuerung hin. Dann ist es wichtig, sich möglichst säurearm (Meiden von Zucker, Weißmehlprodukten, Fleisch, Kaffee, Alkohol, Wurst, Cola-Getränken) und basenreich (Bevorzugen von Kartoffeln, getrockneten Aprikosen und Feigen, Küchenkräutern, Löwenzahnblättern, Spinat, Oliven, Kohlrabi, Kartoffeln, Lauch, Sellerie) zu ernähren. Zusätzlich empfiehlt es sich, mit dem Arzt abzusprechen, ob es notwendig ist, ein Basenpulver einzunehmen.

Eine Blasenentzündung kann auch auf einen Darmpilzbefall hinweisen (siehe Kapitel „Hefepilze"). Das hängt damit zusammen, dass sich bei einer Candidose (pathologischer Darmpilzbefall) die Pilze vom Darm aus im ganzen Organismus verbreiten können, so auch im Urogenitalbereich. Besonders dann, wenn Sie an einer chronischen Cystitis leiden, ist es ratsam, den Stuhl auf einen erhöhten Pilzbefall testen zu lassen.

Beeren und Zwiebeln

Eine Kur mit Preiselbeersaft schützt die Blase vor weiteren Entzündungen. Amerikanische Untersuchungen belegen, dass die Häufigkeit von Blasenentzündungen durch regelmäßiges Trinken von Preiselbeersaft (300 Milliliter am Tag) um die Hälfte reduziert werden kann. Die Beeren enthalten Tannine, die die verursachenden Bakterien daran hindern, sich festzusetzen. Bei einer akuten Entzündung sollte man den Saft allerdings nicht trinken, sondern erst, wenn die Symptome abgeklungen sind. Im Akutfall empfiehlt sich Preiselbeerblättertee.

> **!** Heidel- und Preiselbeeren stärken die Blase und beugen einer Entzündung vor.

> **Preiselbeerblättertee**
> Ein bis zwei Teelöffel Preiselbeerblätter mit einer Tasse kochendem Wasser übergießen und ca. zehn Minuten ziehen lassen. Man sollte am Tag zwei Tassen trinken.

Die Heidelbeere sowie daraus hergestellter Saft kann – kurmäßig getrunken – ebenfalls zur Stärkung der Blase beitragen. Diese Beere enthält Stoffe, die in der Lage sind, die Erreger von Blasenentzündungen zu bekämpfen.

Wacholderbeeren wirken harntreibend und helfen somit beim Durchspülen der entzündeten Blase. Darüber hinaus zerstören sie die entzündungsverursachenden Bakterien in der Blase. Grund genug, öfter Wacholderbeeren in der Küche zu verwenden, zum Beispiel als Geschmackszugabe zu Sauerkraut oder zu Fischgerichten. Ein weiteres blasenstarkes Nahrungsmittel ist die Zwiebel. Sie hilft durch ihren antibakteriell wirkenden Stoff Allizin Nieren- und Blasenbeschwerden zu lindern und stärkt darüber hinaus auch das Immunsystem. Das Gleiche gilt übrigens für Knoblauch. Nicht zu verachten ist auch der Verzehr von entzündungshemmend wirkenden Kräutern wie Petersilie und Brunnenkresse.

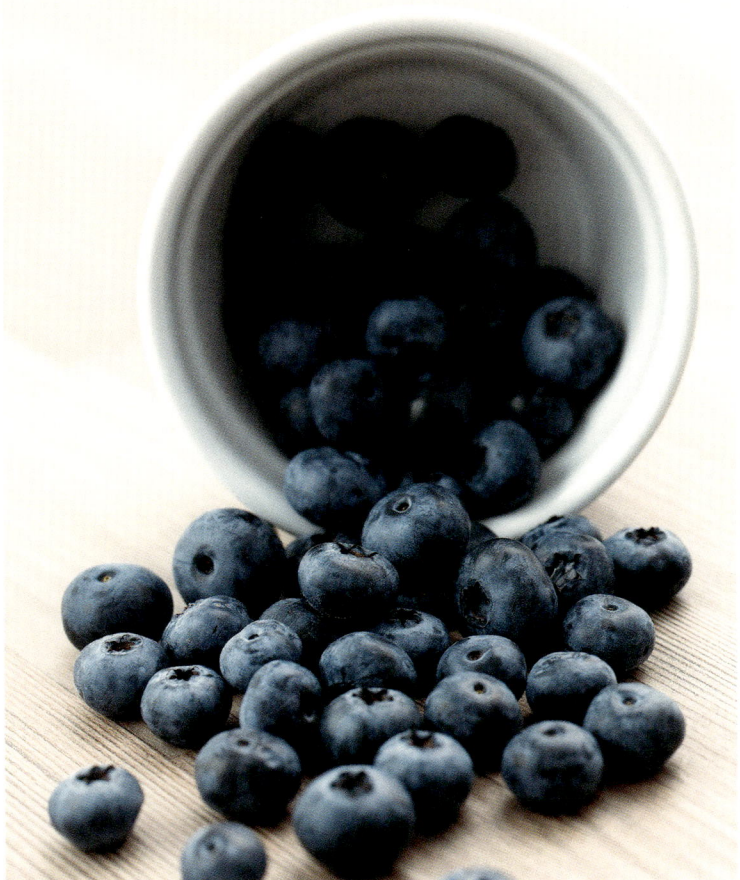

Die Heidelbeere trägt zur Stärkung der Blase bei.

> **!**
>
> Die Blätter der Bärentraube wirken bärenstark bei Blasenproblemen.

Beschäftigt man sich mit der Heilwirkung von Kräutern bei Blasenentzündungen, so stößt man unweigerlich auf die Blätter der Bärentraube. Sie zählen zu den wirksamsten Heilpflanzen bei Cystitis, besonders dann, wenn diese sich noch im Anfangsstadium befindet. Der Bärentraubenblättertee wirkt am effektivsten, wenn ihm eine Messerspitze Natron zugegeben wird. Erst dann gibt das Arbutin der Blätter seinen entzündungshemmenden Wirkstoff Hydrochinon frei.

> **Bärentraubenblättertee**
> Für einen Auszug werden ein bis zwei Teelöffel mit ¼ Liter kaltem Wasser übergossen und 12–14 Stunden, bei gelegentlichem Umrühren, stehen gelassen. Man trinkt täglich eine Woche lang zwei bis drei Tassen Tee, den man zuvor leicht angewärmt hat.

Die Blase durchspülen
Zum Abtransport der Krankheitserreger empfiehlt es sich, die Blase gut durchzuspülen und viel zu trinken (2–3 Liter am Tag). Dafür bieten sich zum Beispiel Früchtetees, spezielle Blasen-Kräutertees aus der Apotheke, stilles Mineralwasser oder Rotbuschtee an. Auf Kaffee, Schwarztee und Alkohol sollte verzichtet werden, da diese Genussmittel die Blase reizen.

Eine sehr heilsame und kostengünstige Möglichkeit, genügend Flüssigkeit am Tag aufzunehmen, ist der Genuss von heißem Wasser. Heißes Wasser wird innerhalb des indischen Heilsystems Ayurveda schon seit Jahrtausenden empfohlen. Es zeichnet sich unter anderem dadurch aus, dass es entgiftend und entschlackend wirkt. Eine Zubereitungsanleitung finden Sie auf S. 26 (im Kapitel „Hefepilze").

Was Sie sonst noch tun können

Verspüren Sie ein Brennen beim Wasserlassen, so ist es ratsam, die Ursachen von einem Arzt abklären zu lassen. Wird eine Blasenentzündung diagnostiziert, können die folgenden Tipps Erleichterung verschaffen.

- Grundlegend wichtig ist es, das Wasserlassen nicht aufzuschieben. Ein Verzögern fördert nur das Bakterienwachstum und erhöht den Blasendruck.
- Da die Blase kälteempfindlich ist, sollten Sie sie immer schön warm halten. Vermeiden Sie es, sich an kalten Plätzen aufzuhalten. Halten Sie darüber hinaus Ihren Unterleib warm und tragen Sie Unterwäsche aus Naturfasern. Als beruhigend auf die Blase wirkend hat sich auch das Auflegen einer Wärmflasche oder eines (vorgewärmten) Dinkelkissens über Nacht erwiesen.

> **!** Halten Sie Ihren Unterleib warm und meiden Sie kalte Plätze.

Die Sprache der Seele
Aus ganzheitlicher Sicht gesehen ist es bei einer Blasenentzündung wichtig, den Körper als Sprachrohr der Seele zu betrachten und nach möglichen geistig-seelischen Ursachen der Beschwerden zu fragen. Wie steht es mit Ihrer Fähigkeit, mit inneren Konflikten und mit Stress umzugehen? Können Sie Aggressionen zum Ausdruck bringen? Wenn hier etwas im Argen liegt, kann dies zu permanent verspannten Blasenwänden und geringer Schleimproduktion führen. Dies begünstigt die Entstehung einer Blasenentzündung, da sich dann Bakterien besser im Blasenmilieu durchsetzen können.

Gastritis – wenn der Magen gereizt ist

Wissenschaftlichen Erkenntnissen zufolge ist oft das Bakterium Helicobacter pylori an der Entstehung einer Magenschleimhautentzündung beteiligt. Die Wahrscheinlichkeit, dass sich der Helicobacter in der Magenwand festsetzt, ist umso größer, je schwächer das Immunsystem des Menschen ist. Diese mögliche Ursache Ihres gesundheitlichen Problems gilt es mit einem Internisten abzuklären.

Richtig essen bei Gastritis
Nicht reizen, bitte!
Aus ernährungskundlicher Sicht empfiehlt es sich, bei einer Gastritis sparsam mit scharfen Gewürzen umzugehen, da diese den Magen zu sehr provozieren. Dies gilt vor allem für Curry, Cayennepfeffer, Chili und Peperoni. Rohe Zwiebeln sollten ebenfalls gemieden werden, da ihr hoher Anteil an ätherischen Ölen die Magenschleimhaut angreift. Frittierte Speisen wie Pommes frites und andere Fast-Food-Produkte gehören aufgrund ihrer reizenden Wirkung genauso auf die schwarze Liste. Besser ist es, mehr Gemüse und Vollkornprodukte in den Speiseplan einzubeziehen, da deren Verzehr keine negative Auswirkung auf die Schleimhaut hat.

Genussmittel wie Bohnenkaffee (auch entkoffeinierter!), Schwarztee und Alkohol reizen allesamt den Magen und sollten daher nicht im Übermaß getrunken werden. Im Gegensatz zu Kaffee reizt Grüntee den Magen nicht. Seine entzündungshemmenden und antibiotisch wirkenden sekundären Pflanzenstoffe, die Saponine und Flavonoide, lassen im Gegenteil sogar Reizungen im Verdauungstrakt abklingen. Trinken Sie jedoch nicht den ersten, sondern lieber den zweiten und dritten Aufguss. Im ersten steckt noch zu viel magenreizendes Tein.

> **!** Schütten Sie den ersten Aufguss des Grüntees weg und genießen Sie den zweiten und dritten.

Achten Sie auch darauf, nicht zu große Mahlzeiten, sondern lieber drei Haupt- und zwei Zwischenmahlzeiten einzunehmen. Diese belasten Ihr Verdauungssystem weniger. Wenn Sie dann noch die Speisen gut kauen, so weiß Ihnen das Ihr Magen zu danken. In der Akutphase bietet sich auch ein Frühstück aus Hafer- oder Gerstenschleim an. Diese Breie sind Balsam für die gereizte Magenschleimhaut.

Früher galt die Empfehlung, bei Gastritis ein Glas Milch zu trinken. Heutzutage weiß man, dass die Zufuhr von Milch in den Belegzellen des Magens zu einem noch höheren Säureausstoß führt als beispielsweise Kaffee oder Alkohol. Eine Milchdiät ist daher nicht zu empfehlen.

Begünstigend auf Gastritis wirkt sich eine Übersäuerung des Organismus aus (siehe Kapitel „Übersäuerung", S. 16). Dem gilt es entgegenzuwirken, indem man auf möglichst basenreiche Lebensmittel zurückgreift wie getrocknete Feigen und Aprikosen, Spinat, Rosinen, Lauch, rote Rüben, Sellerie, Kartoffeln, Karotten, Gurken, Kohlrabi, Küchenkräuter (zum Beispiel Schnittlauch und Petersilie), Rotbuschtee und Grüntee. Auch Obst zählt in der Regel zur basenreichen Kost. Die Erfahrung zeigt allerdings, dass Menschen, die übersäuert sind, auch saure Früchte schlecht vertragen. Deshalb sollte man bei einer Magenreizung nur süßes Obst essen. Sollte der Genuss basenreicher Kost nicht ausreichen, den pH-Wert ins Gleichgewicht zu bringen, kann auf Basenpulver in der Apotheke zurückgegriffen werden.

> **!** Bevorzugen Sie basenreiche Kost und zeigen Sie Säurebildnern die Rote Karte.

Zur Linderung einer Gastritis empfehlen Naturheilkundler eine Teekur mit einer Mischung aus Kamille, Fenchel, Kümmel und Anis. Dieses Getränk sollte allerdings nicht länger als drei Wochen am Stück getrunken werden, da die Wirkung sich sonst umkehrt und der Tee die Schleimhaut reizt. Beruhigend und krampflösend wirkt auch Melissentee.

Hilfreiche Vitalstoffe

Karotinoide In guten Lebensmitteln sind bestimmte Vitalstoffe enthalten, die die Magenschleimhaut harmonisieren. Dazu gehören unter anderem die zu den sekundären Pflanzenstoffen zählenden Karotinoide, die zerstörte Schleimhautbereiche in den Magenwänden wieder aufbauen helfen. Sie schützen den Magen vor der Salzsäure aus den Verdauungssäften. Karotinoide finden sich unter anderem in Karotten, Spinat, Kartoffeln, Honigmelonen, Aprikosen, Pfirsichen, Grünkohl, Feldsalat und Petersilie.

Vitamin C Ein für die Magenschleimhaut wichtiger Wirkstoff ist auch das Vitamin C. Es stärkt das Immunsystem und beugt daher einem Einnisten des Helicobacter vor. Reichlich Vitamin C liefern zum Beispiel Sanddorn, Fenchel, Kohlrabi, Brokkoli, Grünkohl, Rosenkohl, Kartoffeln, Dill, Kresse, Petersilie, Sprossen und Keimlinge, Hagebutten sowie schwarze Johannisbeeren.

Vitamin B_{12} Dieses Vitamin stärkt ebenfalls das Immunsystem und bietet Schutz vor dem Helicobacter. Es ist enthalten in Nahrungsmitteln wie Sauerkraut, Lachs, Rindfleischfilet und dem Soja-Würzmittel Miso.

Papain Von entzündungshemmender Wirkung ist auch Papain. Dieses Enzym ist vor allem in der Papaya enthalten. Hier sollte man unbedingt darauf achten, dass man nur die reife Frucht isst, denn unreif genossen kann sie den empfindlichen Magen reizen.

Sulforaphan Nach neuesten wissenschaftlichen Erkenntnissen hat sich zudem der in Brokkoli enthaltene sekundäre Pflanzenstoff Sulforaphan als wirkungsvoll gegen *Helicobacter pylori* erwiesen. Er greift das Bakterium an, das sich ansonsten sehr geschickt in den Magenzellen versteckt.

> **!** Wenn Sie häufig Brokkoli essen, hat Helicobacter keine Chance.

Was Sie sonst noch tun können

- Bei einer Gastritis gilt es vorsichtig mit dem Nikotin zu sein. Es attackiert die Magenwände und ist über die Stimulation des vegetativen Nervensystems verantwortlich dafür, dass der Säuregehalt im Magen außer Kontrolle gerät. Außerdem verschleißt Nikotin eine Reihe von Biostoffen, die für das Immunsystem wichtig sind.

> **Die Sprache der Seele**
> Stehen Sie unter Druck und halten Sie Aggressionen zurück? Wenn Sie Stress oder anderen geistigen Belastungen ausgesetzt sind, bieten sich Entspannungsübungen wie Autogenes Training, Yoga, Feldenkrais oder Qi Gong an. Lassen Sie auch so oft wie möglich Dampf ab und Ihren Aggressionen freien Lauf. Dafür bieten sich verschiedene Kampfsportarten an oder auch lautes Schreien im Wald. Ihre gereizte Magenschleimhaut wird sich darüber freuen!

Sodbrennen – wenn die Speiseröhre Saures kriegt

Wenn Magensäure in den unteren Bereich der Speiseröhre zurückfließt, kann Sodbrennen entstehen. Aber auch zu wenig Magensäure begünstigt die Entstehung von Sodbrennen, da Gärstoffe aus der im Magen nicht genügend zerkleinerten Nahrung die Speiseröhre irritieren können. Oft verursacht der Mensch allerdings selbst dieses Unpässlichkeitsgefühl, dann nämlich, wenn er zu viel, zu süß oder zu fett isst.

Richtig essen bei Sodbrennen

Es ist ratsam, sich bewusst basenreich zu ernähren und dafür Nahrungsmittel, die säurereich sind oder Säuren im Körper produzieren, zu reduzieren. Machen Sie auch einen großen Bogen um scharf gewürzte Speisen, die Sodbrennen begünstigen. Vermeiden Sie üppige Mahlzeiten und verteilen Sie die Gerichte lieber auf drei Haupt- und zwei Zwischenmahlzeiten am Tag.

Geeignete und ungeeignete Lebensmittel

GUT: BASENREICHE LEBENSMITTEL	SCHLECHT: SÄUREBILDENDE LEBENSMITTEL
Getrocknete Früchte: Feigen, Datteln, Aprikosen, Sultaninen	Süßigkeiten, Weißmehlprodukte
Kichererbsen	Fleisch- und Wurstwaren, Eier
Spinat, Weiße Bohnen, Lauch, Rote Rüben, Schwarzer Rettich, Steckrüben, Kohlrabi, Karotten, Sellerie, Oliven, Kartoffeln	Kaffee, Schwarztee, Wein (vor allem Weißwein), Cola-Getränke, Limonade, Fruchtsaft, Früchtetee, kohlensäurehaltige Mineralwässer
Dill, Schnittlauch, Löwenzahn	Senf, Essig, scharfe Gewürze

! Trinken Sie höchstens zwei bis drei Tassen Kaffee am Tag.

Ist die Ursache des Sodbrennens der Rückfluss der Magensäure in die Speiseröhre, so gilt es den Verzehr von Kaffee, Orangensaft, Pfefferminztee und heißer Schokolade zu meiden, da diese Getränke den Schließmuskel erschlaffen lassen können, der sich am unteren Ende der Speiseröhre befindet.

Nehmen Sie die Mahlzeiten in Ruhe ein und kauen Sie die Speisen gründlich. Nehmen Sie sich mindestens 15 Minuten Zeit dazu. Das ist nämlich die Zeit, die es braucht, bis ein Sättigungsgefühl vom Magen bis zum Gehirn transportiert wird.

Trinken Sie zwei bis drei Liter Flüssigkeit am Tag. Ideal sind stille Mineralwässer, Kräutertees sowie Rotbuschtee.

Was Sie sonst noch tun können
- Begleitend zu einer säurearmen Kost können Sie auch ein Basenpulver einnehmen. Informieren Sie sich dazu in der Apotheke.
- Ebenfalls bewährt hat sich ein Teelöffel Heilerde, eingenommen nach dem Mittag- und Abendessen. Dieser wird in Kräutertee oder in stillem Mineralwasser aufgeweicht.
- Ist die Ursache Ihres Sodbrennens der Rückfluss des Magensaftes in die Speiseröhre, erhöhen Sie das Kopfende des Bettes. So können die Säuren wieder zurück in den Magen fließen.

Blähungen – wenn der Darm die Segel setzt

Die Erfahrung zeigt, dass die sich im Körper ansammelnden Winde oft von einer verdauungsungerechten Ernährung oder durch zu hastiges Hinunterschlingen der Nahrung entstehen können. Möglicherweise sind Blähungen aber auch ein Hinweis darauf, dass bestimmte Lebensmittel nicht vertragen werden und möglicherweise bestimmte Nahrungsbestandteile, wie der Frucht- oder der Milchzucker, nur unzureichend verstoffwechselt werden. Dieses gilt es mit einem Arzt abzuklären. Bei chronischen Blähungen ist es darüber hinaus ratsam, eine mikrobiologische Untersuchung des Stuhlgangs nach Keimen, Bakterien und Pilzen durchführen zu lassen.

Richtig essen bei Blähungen
Die Nummer Eins der „Gasbekämpfer" ist der Kümmel. Sie können daraus einen Tee machen und das Gewürz natürlich auch pur zu sich nehmen, indem Sie Salate und Kohlgerichte damit würzen.

> **Kümmeltee**
> Einen Esslöffel Kümmel mit einer Tasse kochendem Wasser übergießen und den Tee nach ca. zehn Minuten durch ein Sieb abgießen. Trinken Sie davon zwei bis drei Tassen am Tag.

Sehr hilfreich ist auch eine Teemischung aus Anis, Fenchel und Kümmel; diesen Tee empfiehlt man auch stillenden Müttern.

Kümmeltee hilft sehr gut gegen Blähungen.

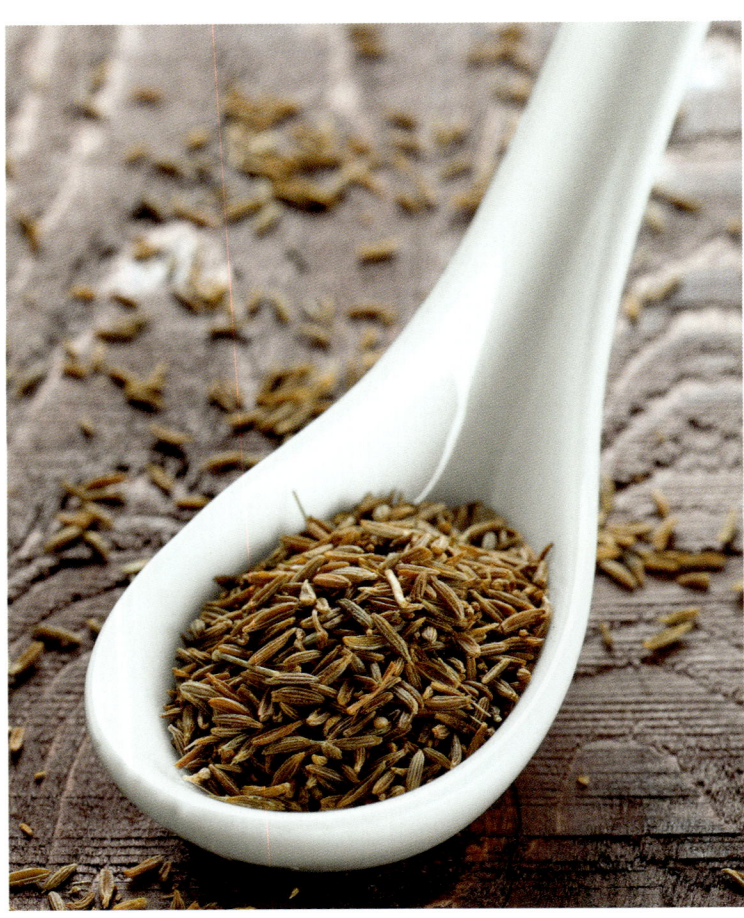

Verteilen Sie Ihre Mahlzeiten auf fünf kleinere am Tag. Zu üppige Gerichte fördern Blähungen. Achten Sie auch darauf, dass Sie die Speisen langsam essen. Wer zu schnell isst, nimmt parallel dazu auch viel Luft auf, was zu Blähungen führen kann.

Kauen Sie gut und ausführlich, denn die Vorverdauung beginnt schon im Mund. Die Nahrung, die Sie zu sich nehmen, kann noch so gesund und naturbelassen sein – wenn Sie jeden Bissen nur ungenügend zermalmen, kann Ihre Verdauung schnell damit überfordert sein, die „Brocken" klein zu bekommen. Und dies hat zur Folge, dass sich die unverdauten Nahrungsbestandteile im Darm ablagern und dadurch Gärungsprozesse aktiviert werden, die zu Blähungen führen können.

Essen Sie am Abend nicht zu fettreich, denn Fett belastet Ihr Verdauungssystem und kann zu Gasbildung führen.

Zu den blähungsfördernden Lebensmitteln gehören vor allem Kohlsorten wie Blumenkohl, Rosenkohl, Brokkoli, Weiß- und Rotkohl sowie Hülsenfrüchte und Zwiebeln. Wenn Sie dennoch nicht auf Kohl verzichten möchten, dann verfeinern Sie diese Gerichte einfach mit etwas Kümmel und schon werden Sie sie besser vertragen.

> **!** Wer schnell isst, nimmt auch eine Menge Luft auf. Deshalb langsam essen!

> **!** Verbannen Sie am Abend fettreiche Produkte vom Speisezettel.

Kurze oder lange Transitzeiten
Flüssigkeitsreiches Obst und Gemüse haben eine hohe Transitzeit, was bedeutet, dass sie schnell den Darm durchlaufen; dies beugt wiederum der Entstehung von Blähungen vor. Greifen Sie daher gerne zwischendurch zu Melonen, Kirschen, Weintrauben, Tomaten, Gurken usw. Sie müssen aber wissen, dass rohes Obst, wenn Sie es am Abend essen, zu Gärprozessen im Darm führen kann; diese können wiederum zur Bildung von Blähungen beitragen. Achten Sie daher genau darauf, ob Sie zu den Menschen gehören, die Obst am Abend vertragen, oder nicht.

Natürlich birgt eine Kost mit Nahrungsmitteln, die eine niedrige Transitzeit in sich tragen, die Gefahr, dass sich Nahrungsreste

> **!** Finger weg von Fertiggerichten, Weißmehlprodukten, Fast Food und Co!

eher im Darm ablagern und zu Fäulnisprozessen führen können, die Blähungen hervorrufen. Deshalb heißt es Finger weg von Fertiggerichten, Weißmehlprodukten, weißem Reis, hellen Nudeln und Fast Food.

Ballaststoffe ja oder nein?

Weichen Sie Hülsenfrüchte wie zum Beispiel Bohnen vor dem Kochen in Wasser ein, dadurch lösen sich unverdauliche Kohlenhydrate heraus. Schütten Sie das Einweichwasser dann bitte auch weg.

Wichtig zu wissen ist, dass lösliche Ballaststoffe im Darm von Bakterien zersetzt werden. Dadurch entstehen Gase, die Blähungen hervorrufen können. Lösliche Ballaststoffe finden sich unter anderem in Bohnen, Linsen, Hafermehl, Karotten, Radieschen, Rettich, Rote Bete, Rosenkohl, Sellerie und Zwiebeln. Mit diesen Produkten gilt es vorsichtig umzugehen. Sie müssen allerdings nicht gänzlich auf diese durchweg gesunden Lebensmittel verzichten, sondern können Gerichte, in denen sie enthalten sind, mit Kümmel verfeinern.

Nahrungsmittel, die ballaststoffreich sind, aber nur wenig oder gar nicht blähend wirken, sind zum Beispiel Haferflocken, brauner Reis, Kürbiskerne, Sojaprodukte und Sonnenblumenkerne.

Denken Sie bitte daran, dass kohlensäurehaltige Getränke ebenfalls Blähungen verursachen können. Getränke mit einem hohen Gehalt an Kohlensäure erwärmen sich im Organismus, dabei wird gasförmiges Kohlendioxyd freigesetzt, welches Blähungen verursachen kann.

Behutsam mit Vollwertkost

Vollwertkost ist gesund und liefert dem Körper viele wertvolle Vital- und Ballaststoffe. Allerdings kann die Umstellung von einer Kost mit viel Weißmehl auf Vollkornprodukte Probleme machen. Wichtig ist die langsame Umstellung. Wer zum Beispiel bisher immer Weißmehlbrot mit Marmelade zum Frühstück gegessen hat, kann durch eine plötzliche Umstellung auf morgendlichen Frischkornbrei heftige Blähungen bekommen. An eine Kost aus rohem Getreide muss sich der Körper erst einmal gewöhnen. Daher der Rat: Gehen Sie vorsichtig an sehr ballaststoffreiche Speisen heran; sie sind nicht für jedes Verdauungssystem geeignet.

> **!** Gehen Sie die Umstellung auf Vollwertkost langsam an.

Falls Sie gerade Diät machen und überwiegend Light-Produkte zu sich nehmen, so ist es möglich, dass die darin eventuell enthaltenen Süßstoffe wie Sorbit oder Xylit ebenfalls Blähungen verursachen können.

Last but not least ist es wichtig, dass man regelmäßig Bewegung in den Alltag integriert, denn Sport wirkt harmonisierend auf das Verdauungssystem.

Verstopfung – die Verdauung wieder in Fahrt bringen

Bei einer Verstopfung oder Obstipation entleert sich der Darm nur in sehr großen Zeitabständen; meist liegt dies daran, dass die Tätigkeit des Dickdarms gestört ist.

Richtig essen bei Verstopfung
Ganz wichtig: Ballaststoffe
Eine ballaststoffarme Ernährung kann die Entstehung einer Obstipation fördern. Reduzieren Sie daher den Konsum von Weißmehlprodukten und Süßem. Greifen Sie lieber zu Vollkornprodukten, braunem Reis, dunklen Nudeln, Trockenfrüchten, Hülsenfrüchten, Gemüse (sämtliche Kohlsorten, Sauerkraut, Sellerie, Spargel, Topinambur, Zwiebeln, Karotten, Lauch, Auberginen, Rettich), Leinsamen, Sonnenblumen- und Kürbiskernen.

> **!** Ballaststoffe bringen den Darm wieder auf Trab.

Diese verkürzen die Transitzeit im Organismus, also die Zeit zwischen der Aufnahme und Abgabe der Nahrung, und beugen damit einer lästigen Verstopfung vor.

Ballaststoffreiche Frühstücksvarianten
Haferflocken mit der doppelten Menge an Wasser aufkochen, etwas Zimt oder Vanille und Honig sowie klein geschnittene Trockenfrüchte dazugeben und rund zehn Minuten köcheln lassen. Dieser ballaststoffreiche Brei ist bestens dazu geeignet, der Verstopfung den Laufpass zu geben.

Nehmen Sie sich zum Essen Zeit – die Muße wirkt sich positiv auf Ihr Verdauungssystem aus. Je ausführlicher Sie kauen und sich Zeit lassen, desto besser werden die Speisen bereits im Mund und später im Magen und Darm verdaut.

Übrigens sind bestimmte Früchte reich an darmaktivierenden Ballaststoffen, wie zum Beispiel Birnen, Äpfel, Feigen, Kiwis, Quitten, Rhabarber, Weintrauben und Pflaumen. Diese sind bestens als Nachtisch oder einfach mal für zwischendurch geeignet.

Zwei Hausmittel gegen Verstopfung: Trockenpflaumen und Flohsamen
Ein lang bewährter Renner zur Behebung von Verstopfung sind in Wasser eingeweichte Trockenpflaumen. Weichen Sie dazu über Nacht fünf Backpflaumen in Wasser ein und verzehren Sie diese auf nüchternen Magen vor dem Frühstück. Aufgrund ihres hohen Gehaltes an Kalium verbessert die Trockenpflaume die Aktionsfähigkeit der Darmmuskeln, die entsprechend gestärkt den Speisebrei schnell weitertransportieren. Sie können statt der Pflaumen auch Feigen oder Datteln nehmen.

Reichlich trinken

Viele Menschen nehmen ihr Durstgefühl nur noch wenig oder gar nicht mehr wahr. Wenn Sie aber zu wenig Flüssigkeit zu sich nehmen, kann dies dazu führen, dass Ihr Stuhl hart wird, da die fehlende Flüssigkeit dem Darm entzogen wurde. Um dem vorzubeugen, empfiehlt es sich, zwei bis drei Liter am Tag zu trinken. Bereiten Sie sich doch am besten gleich am Morgen eine Thermoskanne mit Kräuter- oder Früchtetee zu und trinken Sie diesen über den Vormittag verteilt. Stellen Sie noch eine Flasche kohlensäurearmes Wasser daneben und bereiten Sie sich am Nachmittag noch einmal eine Kanne voll Tee zu – und schon sind Sie durch mit dem Thema Flüssigkeitsmangel! Schwarztee, Kaffee, Kakao, Cola-Getränke und Limonaden gehören übrigens zu den Genussmitteln, die unserem Körper Flüssigkeit entziehen. Sie sind daher aus ganzheitlicher Sicht nicht geeignet, den Flüssigkeitsbedarf zu decken.

! Zwei Kannen Tee und eine Flasche Mineralwasser am Tag und die Verdauung läuft wie geschmiert!

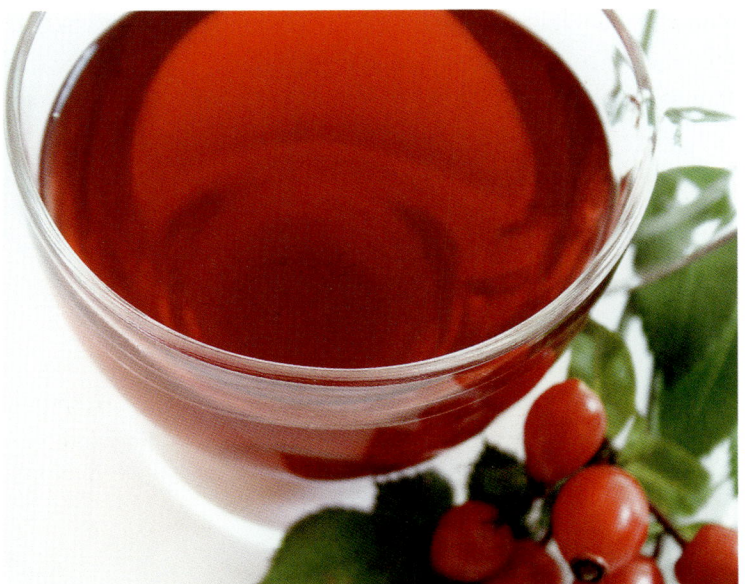

Bereiten Sie sich am besten gleich am Morgen eine Kanne mit Früchtetee zu.

Eine sehr schöne Möglichkeit, der Verstopfung entgegenzuwirken, ist der Genuss von heißem Wasser (siehe Kapitel „Hefepilze", S. 19). Heißes Wasser ist in puncto Verdauung ein kleines Wundermittel, das so gut wie gar nichts kostet.

Beim Thema Flüssigkeit dürfen natürlich auch die verdauungsfördernden Getränke nicht fehlen. Zu ihnen gehören zum Beispiel der Sauerkraut-, der Pflaumen- und der Holunderbeersaft. Über den Tag verteilt genossen bringen diese Getränke den Darm zuverlässig wieder auf Trab.

Weitere Ernährungstipps
Magnesium Auch Magnesium regt die Darmtätigkeit an und reduziert Verstopfung. Es ist enthalten in Sojamehl (zum Beispiel Sojabrot), Sonnenblumenkernen, Gerste, braunem Reis, Weizen- und Dinkelbrot, Linsen (zum Beispiel gekeimt), Weizenkeimöl, Spinat, Kohlrabi, Mandeln, Haselnüssen und Walnüssen sowie in magnesiumreichem Mineralwasser.
Vitamin C Dieses Vitamin gehört ebenfalls zu den Verstopfungsgegnern, da es Wasser in den Darm zieht und dadurch den Stuhl weicher macht. Es befindet sich unter anderem in Äpfeln, Birnen, Zitronen, Kiwis, Brokkoli, Grünkohl, Petersilie, Paprika, Kartoffeln, Keimlingen und Sprossen, Sanddornsaft sowie in Grün- und Rotbuschtee.

Wenn es um die Behebung von Obstipation geht, sind milchgesäuerte Produkte nicht zu unterschätzen, wie zum Beispiel Sauerkraut, Kefir, Trinkmolke und Joghurt, denen eine abführende Wirkung innewohnt. Achten Sie bitte beim Kauf von gesäuerten Milchprodukten darauf, dass diese zuckerfrei sind. Zuckerreiche Lebensmittel sind kontraproduktiv bei der Harmonisierung von Verdauungsproblemen.

!
Milchsaure Produkte bringen den Darm auf Touren.

Was Sie sonst noch tun können

- Denken Sie daran, morgens auf die Toilette zu gehen. Eine mögliche Ursache von Verstopfung ist nämlich, dass man häufig einfach den Reflex unterdrückt, zur Toilette zu gehen. Und das kann zur Folge haben, dass das Stuhlgangsignal irgendwann aufhört sich zu melden.
- Ebenso wichtig ist es, zwei- bis dreimal in der Woche Sport zu treiben. Dies ist die Grundlage dafür, dass der Darm wieder in Schwung gebracht wird.
- Oft sind auch psychische Probleme die Auslöser einer Obstipation. Die Kunst hierbei ist, Geist und Seele wieder in Balance zu bringen. Manchmal reicht es schon aus, sich öfter einmal draußen in der Natur aufzuhalten und frische Luft zu tanken.

> **!** Vergessen Sie nicht morgens auf die Toilette zu gehen.

Die Sprache der Seele

Eine Verstopfung zeigt sich oft bei Menschen, die bestimmte Lebenssituationen durchhalten, obwohl es ihnen eigentlich zu viel ist. Das kann zum Beispiel zu viel Verantwortung sein, die ihnen aufgebürdet wurde, sei es im beruflichen wie im privaten Bereich. Diese Menschen müssen lernen, einen gesunden Umgang mit der aufgebürdeten Last zu pflegen oder sich von dieser, wenn möglich, zu befreien.

Durchfall – die Verdauung wieder ins Lot bringen

Wie die Verstopfung ist der Durchfall in der Regel keine Erkrankung, sondern ein Symptom, das auf eine gesundheitliche Schwächung hinweist. Wenn der Durchfall länger als zwei Tage anhält, ist es ratsam, einen Arzt aufzusuchen.

Diarrhö kann viele verschiedene Ursachen haben. Die Bandbreite reicht von einer Lebensmittelunverträglichkeit, -allergie oder -intoleranz über Stress und übermäßigen Konsum von Nikotin, Koffein oder Alkohol bis hin zu schwerwiegenden Erkrankungen des Verdauungsapparats, wie zum Beispiel Morbus Crohn oder Colitis ulcerosa. Der ständige Gebrauch von Abführmitteln kann ebenfalls zu Durchfall führen.

Der akute Durchfall ist eine Abwehrreaktion des Organismus, um belastende Stoffe schnell wieder auszuscheiden. Es kann sich dabei also auch um einen natürlichen Vorgang handeln, der wichtig für den Körper ist. Trotzdem gibt es einige Tricks, wie man den Durchfall in die Schranken weisen kann.

Richtig essen bei Durchfall

Da Diarrhö zu einem massiven Flüssigkeitsverlust führen kann, sollten Sie viel trinken. Dazu bieten sich Kräutertees, Rotbuschtee, heißes Wasser sowie auch stille Mineralwässer an.

> **!** Brombeer- und Himbeerblättertee bremsen den Durchfall aus.

Vermeiden Sie möglichst den Genuss von Alkohol und Nikotin. Diese wirken sich schwächend auf das vegetative Nervensystem aus, welches wiederum die Verdauungsvorgänge steuert. Kaffee ist ebenfalls tabu, denn dadurch wird Wasser in den Darm gedrückt. Gönnen Sie sich stattdessen lieber eine schöne Tasse Brombeer- oder Himbeerblättertee. Diese enthalten den Stoff Tannin, der den Körper bei der Flüssigkeitsbindung unterstützt. Darüber hinaus wirkt Tee einer Austrocknung des Körpers entgegen. Brombeer- und Himbeerblättertee gibt es in der Apotheke zu kaufen. Wenn Sie einen Garten Ihr Eigen nennen und dort Brombeeren und Himbeeren wachsen, können Sie den Tee auch aus den frisch gepflückten Blättern dieser Pflanzen zubereiten. Diese sind nicht nur gesund, der daraus hergestellte Tee schmeckt auch vorzüglich.

Ein beliebtes Hausmittel gegen Durchfall sind Salzstangen und Cola-Getränke. In der Tat scheint dies bei vielen Menschen

Wirkung zu zeigen – allerdings nur kurzfristig. Man sollte sich bewusst machen, dass beide dazu beitragen, den Körper zu übersäuern. Ein übermäßiger und längerer Genuss dieser Produkte ist daher auf jeden Fall kontraproduktiv für eine dauerhafte Behebung von Durchfall.

> **Morgens Porridge, mittags Basensuppe**
> Gönnen Sie Ihrem Verdauungssystem eine kleine Auszeit, indem Sie sich zum Frühstück Porridge zubereiten. Kochen Sie dazu Haferflocken mit der doppelten Menge Wasser auf und lassen das Ganze ein paar Minuten köcheln, bis ein Brei entsteht. Rühren Sie während des Kochens Zimt oder Vanille sowie etwas Honig oder Agavendicksaft unter. Zum Abrunden geben Sie einen geraspelten Apfel oder eine pürierte Banane dazu, alternativ Trockenfrüchte wie Feigen, Datteln oder Aprikosen. Sie können die Trockenfrüchte zerkleinert mitkochen oder dem fertigen Porridge zufügen.
>   Mittags können Sie sich eine leckere Basensuppe kochen. Dazu eine Mohrrübe und zwei Kartoffeln klein schneiden und in ca. ¼ Liter Wasser 20 Minuten köcheln lassen. Das Ganze anschließend mit einem Stabmixer zerkleinern und mit etwas Kräutersalz abschmecken.

Stopfende Lebensmittel Ein viel besseres Hausmittel zur Harmonisierung von Diarrhö ist der mit Schale geriebene Apfel. Im Apfel sind die zu den Ballaststoffen gehörenden Pektine enthalten. Diese entziehen dem Darm Flüssigkeit und begünstigen dadurch eine Verfestigung des Stuhls. Kauen Sie den geriebenen Apfel sorgfältig, damit die Wirkung der Pektine sich auch voll entwickeln kann. Heidelbeeren sind ebenfalls pektinreich. Sie haben sich in getrockneter Form bei Durchfall bewährt. Es gibt sie in jeder gut sortierten Apotheke. Bananen gehören übrigens auch zu den stopfend wirkenden Lebensmitteln. Damit deren positive Wirkung sich voll entfalten kann, ist es wichtig, sie gut zu kauen oder vor dem Verzehr mit einer Gabel zu zerdrücken.

> **!** Der Apfel darf in keiner Ernährungsapotheke fehlen.

> ⚠️ In Karotten und Co warten Karotinoide auf ihren Einsatz als Pflegekräfte des Darmes.

In verschiedenen Studien konnte die durchfallhemmende Wirkung von milchsauren Bakterien nachgewiesen werden. Dazu gehören unter anderem Joghurt, Sauerkraut sowie milchsauer eingelegte Rote Bete und Kürbis. Letztere gibt es unter anderem im Reformhaus zu kaufen.

Karotinoide und Gerbstoffe Da Durchfall oft mit einer Störung der Darmschleimhaut zu tun hat, ist es ratsam, sich mit der Gruppe der Karotinoide zu beschäftigen. Diese sind als Pflegekräfte der Darmschleimhaut dienlich. Karotinoide befinden sich vor allem in Karotten, aber auch in Grünkohl, Spinat, Feldsalat, Kapuzinerkresse, Tomaten, Löwenzahn, Petersilie, Chicorée, Bohnen, Erbsen und Pfirsichen. Auch die Gruppe der Gerbstoffe ist nicht zu unterschätzen. Diese Stoffe wirken in den Darmwänden entzündungshemmend. Sie sind vor allem enthalten in Äpfeln, Quitten, Heidelbeeren sowie in den Blättern der Himbeere.

Was Sie sonst noch tun können

- Last but not least gilt die Empfehlung, bei immer wiederkehrendem Durchfall den Stuhl einmal nach Krankheitserregern untersuchen zu lassen. Sprechen Sie Ihren Hausarzt darauf an.
- Darüber hinaus ist abzuklären, ob nicht eine Sprue (Zöliakie, Glutenunverträglichkeit) oder eine andere Nahrungsmittelintoleranz vorliegt. Suchen Sie dazu am besten einen Gastroenterologen auf.

> **Die Sprache der Seele**
> Unser Darm steht in direktem Kontakt mit unserer Psyche. Wenn man Durchfall hat, macht man einen Reinigungsprozess durch. Was benötigen Sie zurzeit zur inneren Reinigung? Welche Dinge lasten auf Ihnen, die Sie endlich abgeben möchten beziehungsweise bereinigt haben möchten? Setzen Sie sich einmal in Ruhe mit Stift und Papier hin und erstellen Sie eine Liste. Versuchen Sie die Dinge, die belastend auf Sie wirken, nach und nach zu lösen und abzugeben.

Kopfschmerzen – eine quälende Pein

Grundsätzlich ist es wichtig, nach den Ursachen von Kopfschmerzen zu schauen. Liegt eine Verspannung im Schulter- und Nackenbereich vor oder stehen Sie oft unter Stress oder Leistungsdruck? Haben Sie vielleicht eine Unverträglichkeit gegen bestimmte Nahrungsmittel, auf die Sie mit Kopfschmerzen reagieren, oder liegt die Ursache bei den Zähnen? Sehr häufig verbreitet ist auch der Spannungskopfschmerz.

Richtig essen bei Kopfschmerzen

Auslöser Arachidonsäure Bei der Entstehung von Kopfschmerzen kann die Arachidonsäure eine Rolle spielen, da aus ihr unter anderem Schmerzsubstanzen gebildet werden. Reduzieren Sie aus diesem Grund Produkte, die reich an dieser Säure sind, wie zum Beispiel Fleisch, Wurst, Thunfisch, Eier, Innereien, Camembert und Aal. Zum Glück hat die Arachidonsäure potente Gegenspieler: die Omega-3-Fettsäuren. Sie sind vor allem enthalten in Seefisch, Rapsöl, Walnussöl, Leinöl und Hanföl.

Auslöser Glutamat Sollten Sie nach einem Besuch im Chinarestaurant unter Kopfschmerzen leiden, so kann dies darauf hinweisen, dass Sie pseudoallergisch auf Glutamat reagieren. Eine ähnliche Wirkung kann der Verzehr von geschwefelten Trockenfrüchten haben. Weisen Sie daher bei der Bestellung im Restaurant darauf hin, dass das von Ihnen bestellte Gericht frei von Geschmacksverstärkern sein soll, und achten Sie beim Einkauf von Trockenobst darauf, dass es ungeschwefelt ist, zum Beispiel durch den Kauf von dunklen Aprikosen.

Auslöser Übersäuerung Möglicherweise kann eine Übersäuerung des Organismus die Entstehung von Kopfschmerzen begünstigen. Dies lässt sich feststellen, indem man mit Indikatorpapier aus der Apotheke den pH-Wert des Urins misst (siehe Kapitel „Übersäuerung"). Ist Ihr pH-Wert den Tag über im sauren

> **!** Arachidonsäure in tierischen Produkten und Glutamat können Kopfweh auslösen.

Bereich, so reduzieren Sie den Verzehr von säurebildenden und säurereichen Produkten, wie zum Beispiel Fleisch- und Wurstwaren, Quark, Süßigkeiten, Weißmehlprodukte, Kaffee, Schwarztee, Cola-Getränke und Limonaden. Bevorzugen Sie stattdessen basische Produkte wie Gemüse, Kartoffeln, getrocknete oder frische Küchenkräuter, Trockenfrüchte, Kräuter- und Rotbuschtee. Ein altes Hausmittel ist auch Lavendelblütentee.

Kräutertee entspannt und wirkt einer möglichen Übersäuerung entgegen.

Lavendelblütentee gegen Übersäuerung
Zwei gehäufte Teelöffel Lavendelblüten mit ¼ Liter kochendem Wasser übergießen und ca. zehn Minuten ziehen lassen, danach durch ein Sieb abgießen. Wenn man davon öfter mal eine Tasse trinkt, kann einer Übersäuerung entgegengewirkt werden.

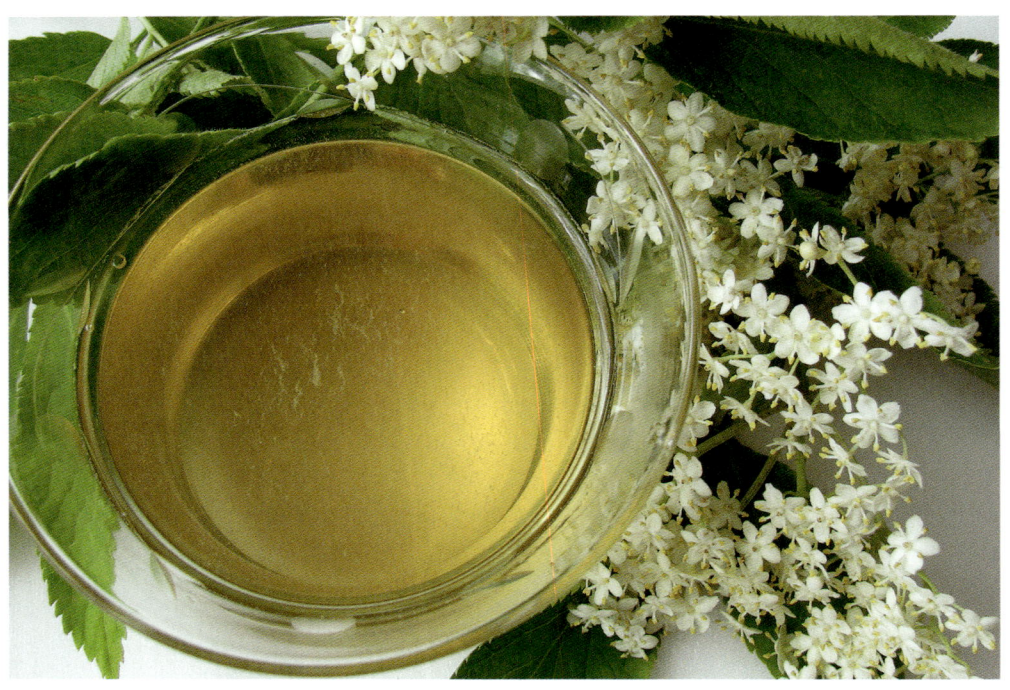

Was Sie sonst noch tun können

- Das A und O bei der Behebung von Kopfschmerzen, speziell Spannungskopfschmerz, ist die Entspannung. Lernen Sie spezielle Entspannungstechniken wie Autogenes Training, Qi Gong oder Yoga.
- Tragen Sie im Akutfall etwas Tigerbalsam oder Pfefferminzöl auf Stirn und Schläfen auf.
- Duftöle können die Schmerzen ebenfalls lindern. Versuchen Sie es doch mal mit einem guten Rosenöl.
- Wenn Sie viel am Computer sitzen, achten Sie darauf, dass Sie zwischendurch immer mal wieder aufstehen und Ihre Muskeln lockern, vor allem im Hals-Nacken-Bereich. Konkrete Anleitungen dazu bekommen Sie bei einem Physiotherapeuten.
- Körpertherapierichtungen wie Alexander-Technik, Rolfing oder Feldenkrais können genauso helfen, sich von Spannungskopfschmerzen zu verabschieden.
- Bewegen Sie sich viel an der frischen Luft.

> **!** Stehen Sie öfter mal vom PC auf lockern Sie Ihre Muskulatur.

Chronische Müdigkeit – dauernd abgeschlagen und erschöpft

Geht es Ihnen manchmal so, dass Sie sich abgeschlagen und andauernd müde fühlen? Dann können Ihnen bestimmte heilkräftige Lebensmittel helfen, wieder auf die Sprünge zu kommen.

Richtig essen bei chronischer Müdigkeit

Die Basis zur Behebung von chronischer Müdigkeit ist eine vitalstoffbetonte Ernährung, die die Nervenzellen gut versorgt. Dazu zählt unter anderem Frischkost wie Obst, Gemüse und Salate und darüber hinaus Vollkornprodukte, kalt gepresste Öle, Seefisch sowie täglich zwei Liter Flüssigkeit, zum Beispiel in Form von stil-

> **!** Vitalstoffreiche Lebensmittel stärken die Nervenzellen.

len Mineralwässern, Kräuter- und Früchtetees oder Saftschorlen.

Vitamin B₁ Ein Mangel an Vitamin B₁ kann chronische Müdigkeit verursachen. Dieses Vitamin ist hauptsächlich in Wurstwaren enthalten, wie zum Beispiel in Bierschinken, Mettwurst, gekochtem Schinken, Schinkenwurst, Teewurst oder Kasseler Aufschnitt. Aber auch pflanzliche Produkte wie Haferflocken, Sonnenblumenkerne, Cashewkerne, Macadamianüsse, Paranüsse, Pistazienkerne, Sesam, Vollkornprodukte, Weizenkeime, grüne Erbsen und Kartoffeln sind gute Vitamin-B₁-Quellen. B₁ aus pflanzlichen Produkten ist übrigens für den menschlichen Organismus leichter verwertbar als das aus tierischen Nahrungsmitteln.

> **!** Avocado vertreibt die Müdigkeit und macht wieder munter.

Biotin Essen Sie öfter einmal eine Avocado. Das darin enthaltene Biotin, ebenfalls ein B-Vitamin, ist gegen chronische Müdigkeit wirksam. Pürieren Sie die Avocado mit einer Gabel, fügen Sie einen Schuss Zitrone sowie etwas Kräutersalz, Pfeffer und Curry zu und schon haben Sie einen leckeren Brotaufstrich für Ihr Vollkornbrot. Biotin ist überdies auch in Sojaprodukten, Haferflocken, Champignons, Reis, Nüssen, Blumenkohl und Weizenvollkornprodukten enthalten.

Eine weitere mögliche Ursache von chronischen Müdigkeitszuständen ist ein niedriger Blutzuckerspiegel. Um einem Absinken des Blutzuckerspiegels vorzubeugen, empfiehlt es sich, täglich drei Hauptmahlzeiten und zwei kleine Zwischenmahlzeiten einzunehmen. Eine ballaststoffbetonte Ernährung beugt dem ebenfalls vor. Bevorzugen Sie deshalb Produkte wie Vollkornbrot, braunen Reis, dunkle Nudeln, Hülsenfrüchte und Gemüse.

> **!** Knoblauch und Zwiebeln fördern die Durchblutung und die Versorgung des Gehirns mit Vitalstoffen.

Integrieren Sie Produkte, die die Durchblutung fördern, in Ihren Speiseplan, also zum Beispiel Knoblauch, Zwiebeln, Rettich, Radieschen, Meerrettich, Paprika, Schnittlauch, Schalotten und Fenchel. Diese Lebensmittel wirken stimulierend auf den Nährstofftransport und sorgen deshalb dafür, dass Ihr Gehirn ausreichend mit Vitalstoffen versorgt wird.

Was Sie sonst noch tun können
- Natürlich kann auch Stress schuld sein, wenn Sie dauernd müde sind. Treiben Sie daher zwei- bis dreimal die Woche Sport und üben Sie regelmäßig entspannende Aktivitäten aus, die Ihnen dabei helfen, in die innere Mitte zu kommen.
- Um in der Nacht genügend Schlaf zu finden, bieten sich zum Beispiel entspannende Yogaübungen an.

Nervöse Unruhe – ständig dieses Kribbeln

Eine nervöse Unruhe kann durch viele Faktoren ausgelöst werden. Die Hausapotheke in der Küche bietet eine Reihe gesunder Lebensmittel, die dabei behilflich sein können, innerlich wieder ins Gleichgewicht zu kommen und ruhig zu werden.

Richtig essen bei nervöser Unruhe

B-Vitamine Studien zeigen, dass Vitamin B_1 (Thiamin) beruhigend auf die strapazierten Nerven wirkt. Topinambur, eine kartoffelähnliche Knolle, enthält sehr viel Thiamin. Bereits 150 Gramm Topinambur decken ein Viertel des täglichen Thiaminbedarfs. Die nussig schmeckende Knolle lässt sich sehr gut in Salaten verarbeiten und hat sich auch schon als Pizzabelag bewährt. Thiamin ist darüber hinaus auch in Schinken, Haferflocken, Sonnenblumenkernen, Weizenkeimen, Weizenkeimöl, grünen Erbsen und Kartoffeln enthalten.

Die Johannisbeere enthält nicht nur viel immunstärkendes Vitamin C, sie ist auch reich an Niacin (Vitamin B_3), das beruhigend auf die Nerven wirkt und die Stimmung hebt. Ebenfalls reich an Niacin ist der Pfirsich.

> **!** Die tolle Knolle Topinambur stärkt die Nerven.

Für gute Nerven: Hopfentee und Melissentee
- Hopfentee: Zwei gehäufte Teelöffel Hopfenblüten mit ¼ Liter kochendem Wasser übergießen und ca. 15 Minuten ziehen lassen, danach durch ein Sieb abgießen. Davon trinke man täglich zwei Tassen zur Beruhigung oder als Schlaftrunk eine halbe Stunde vor dem Schlafengehen.
- Melissentee: Drei Teelöffel Melissenblätter mit ¼ Liter kochendem Wasser übergießen und zehn Minuten ziehen lassen, dann durch ein Sieb abgießen. Davon können ebenfalls zwei Tassen am Tag genossen werden.

Hopfen hilft bei nervöser Unruhe.

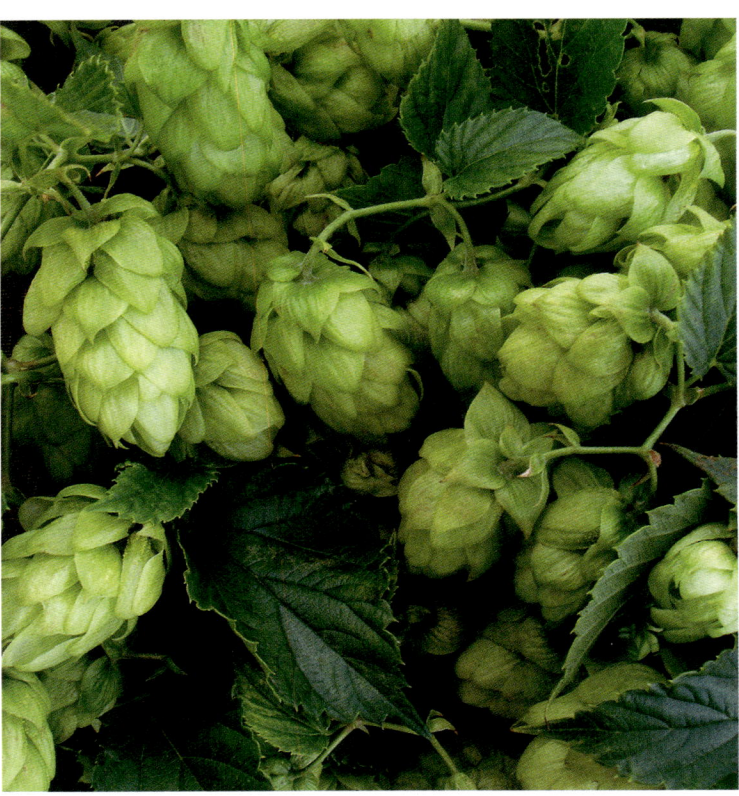

Anregende Getränke wie Kaffee, Schwarztee und Alkohol können dagegen, im Übermaß genossen, die nervöse Unruhe noch verstärken. Sie gilt es maßvoll zu genießen oder idealerweise ganz zu meiden.

Natürlich darf auch hier der Tipp nicht fehlen, Entspannungsübungen in den Alltag zu integrieren. Sie helfen Ihnen dabei, in Balance zu bleiben, egal was um Sie herum geschieht. Geeignet sind beispielsweise Qi Gong, Yoga oder bestimmte Atemtechniken.

Schlafstörungen – wenn das Schlafen schwerfällt

Schlafstörungen können vielschichtige Ursachen haben und nicht jedes Schlafproblem ist behandlungsbedürftig. Jeder Mensch hat einen individuellen Bedarf an Nachtschlaf, der eine braucht mehr, der andere weniger. Was zählt, ist, dass Sie sich morgens nach dem Aufwachen ausgeruht und fit fühlen. Ist das nicht der Fall, so haben Sie zu wenig Schlaf bekommen. Auslöser der Schlafstörung können Probleme im sozialen Umfeld, Stress oder Krisen in Partnerschaft, Familie oder Firma sein. Aber auch ein Ungleichgewicht im Nährstoffhaushalt, Depressionen oder Angstzustände können dazu führen, dass man schlecht einschläft oder in der Nacht aufwacht.

Richtig essen bei Schlafstörungen
Um besser einschlafen zu können, sollten Sie
- nach 16 Uhr keine anregenden Getränke wie Kaffee, Schwarztee, Grüntee oder Cola-Getränke trinken.
- keinen Schlaftrunk in Form von Alkohol zu sich nehmen. Alkohol macht zwar müde, stört aber den Tiefschlaf.
- zu üppige und schwer verdauliche Mahlzeiten am Abend mei-

> **!** Alles, was schwer im Magen liegt, ist am Abend tabu.

den. Dies gilt vor allem für fettreiche Speisen. Nehmen Sie daher idealerweise nach 18 Uhr keine großen Mahlzeiten mehr zu sich.

Beobachten Sie, ob Sie den Genuss von rohem Obst und Gemüse am Abend vertragen. Vielen Menschen kann der abendliche Verzehr von Rohkost und vor allem Obst in der Nacht den Schlaf rauben.

Tryptophan Für eine erholsame Nachtruhe spielt die Zufuhr von Tryptophan eine Rolle. Dieser zu den Aminosäuren zählende Stoff wird vom Organismus zum Aufbau von Serotonin benötigt, das wiederum wichtig für den Schlaf ist. Tryptophan ist enthalten in Bananen, Fisch, Lachs, Hühnerei, Sojaprodukten, Cashewkernen, Walnüssen, Haferflocken, getrockneten Erbsen und Reis. Milch enthält übrigens auch viel Tryptophan und kann daher immer mal wieder als kleiner Schlummertrunk genossen werden. Süße Früchte wie zum Beispiel Kirschen, Pflaumen und Weintrauben sind hilfreich für den Transport von Tryptophan durch die Gehirnzellen und fördern daher auch den Schlaf.

Baldrian Das klassische Mittel, um in den wohlverdienten Schlaf zu finden, ist Baldrian. Schon die alten Griechen nutzten die Baldrianwurzel als Schlaftrunk. Baldrian ist aber nicht nur für den Schlaf förderlich, er hebt auch die Stimmung, wirkt allgemein entspannend und stärkt die Nerven.

Der Klassiker: Baldriantee
Zwei gestrichene Teelöffel Baldrianwurzel mit ¼ Liter kochendem Wasser übergießen und ca. 15 Minuten ziehen lassen, dann durch ein Sieb abgießen. Den Tee kurz vor dem Schlafengehen trinken.

Was Sie sonst noch tun können

- Machen Sie vor dem Schlafengehen noch einen kleinen Spaziergang.
- Öffnen Sie vor dem Zubettgehen das Fenster und atmen Sie ein paarmal tief durch.
- Schauen Sie sich am Abend keine aufregenden Filme an.
- Machen Sie vor dem Einschlafen Entspannungsübungen wie Yoga, Autogenes Training oder Feldenkrais.
- Elektrosmog kann den Schlaf stören. Verzichten Sie daher im Schlafzimmer und besonders am Kopfende des Bettes auf Elektrogeräte.

> **!** Machen Sie vor dem Schlafengehen noch einen Abendspaziergang.

Gedächtnisstörungen – den grauen Zellen auf die Sprünge helfen

Geht es Ihnen manchmal so, dass Sie vergessen haben, wo Ihr Hausschlüssel liegt, oder dass Ihnen der Name eines Bekannten nicht mehr sofort einfällt? Hier kann die Ernährungsapotheke Ihr Gedächtnis wieder auf Touren bringen.

Richtig essen bei Gedächtnisstörungen

Lezithin Für die Vitalität und Leistungsfähigkeit unseres Gedächtnisses spielt das Lezithin eine wichtige Rolle. Lezithin wird in der Lebensmittelindustrie als Emulgator genutzt, um schwer lösliche mit flüssigen Substanzen zu verbinden, wie es zum Beispiel bei der Margarine der Fall ist. Lezithin spielt aber auch im menschlichen Organismus eine wichtige Rolle, indem es die Konzentration und das Gedächtnis positiv beeinflusst. Enthalten ist es vor allem in der Sojabohne und in daraus hergestellten Produkten wie Sojamilch, Tofu, Sojakeimlingen, Sojabrot und Miso (Soja-Würzpaste). Genießen Sie daher öfter einmal ein Müsli mit Sojamilch zum Frühstück, ein paar Scheiben Sojabrot zum

> **!** Tofu und Sojamilch bringen das Gedächtnis auf Touren.

Abendessen oder einen mit Sojakeimlingen angereicherten Salat zum Mittagessen.

Cholin Dieser Stoff, der eng in Zusammenhang mit dem Lezithin steht, ist unter anderem zuständig für den Aufbau von Acetylcholin im Gehirn. Der Acetylcholinspiegel im Gehirn ist wiederum wichtig für das Erinnerungsvermögen. Daher empfiehlt es sich, in der Küche öfter zu cholinreichen Nahrungsmitteln zu greifen, wie zum Beispiel Sojabohnen und daraus hergestellte Produkte, Blumenkohl, Eigelb, Nüsse, Bierhefe, Erdnüsse, Weizenkeime und Weizenkeimöl.

Kontraproduktiv ist dagegen eine Ernährung, die reich an raffinierten Kohlenhydraten wie Süßigkeiten und Weißmehlprodukten ist. Denn sie begünstigt die Bildung von arteriosklerotischen Ablagerungen, die im Laufe des Lebens den Zufluss von Sauerstoff und Nährstoffen zum Gehirn behindern. Und das kann sich wiederum negativ auf die grauen Zellen auswirken.

> ! Hanf- und Nachtkerzenöl fördern den Sauerstofffluss im Blut.

Was Sie sonst noch tun können
- Trainieren Sie Ihr Gedächtnis, indem Sie täglich Denksportaufgaben und Kreuzworträtsel lösen oder eine Fremdsprache lernen.
- Fordern Sie Ihre grauen Zellen, indem Sie öfter anspruchsvolle Literatur lesen.
- Besuchen Sie Seminare und Vorträge zu Themen, die Sie interessieren.

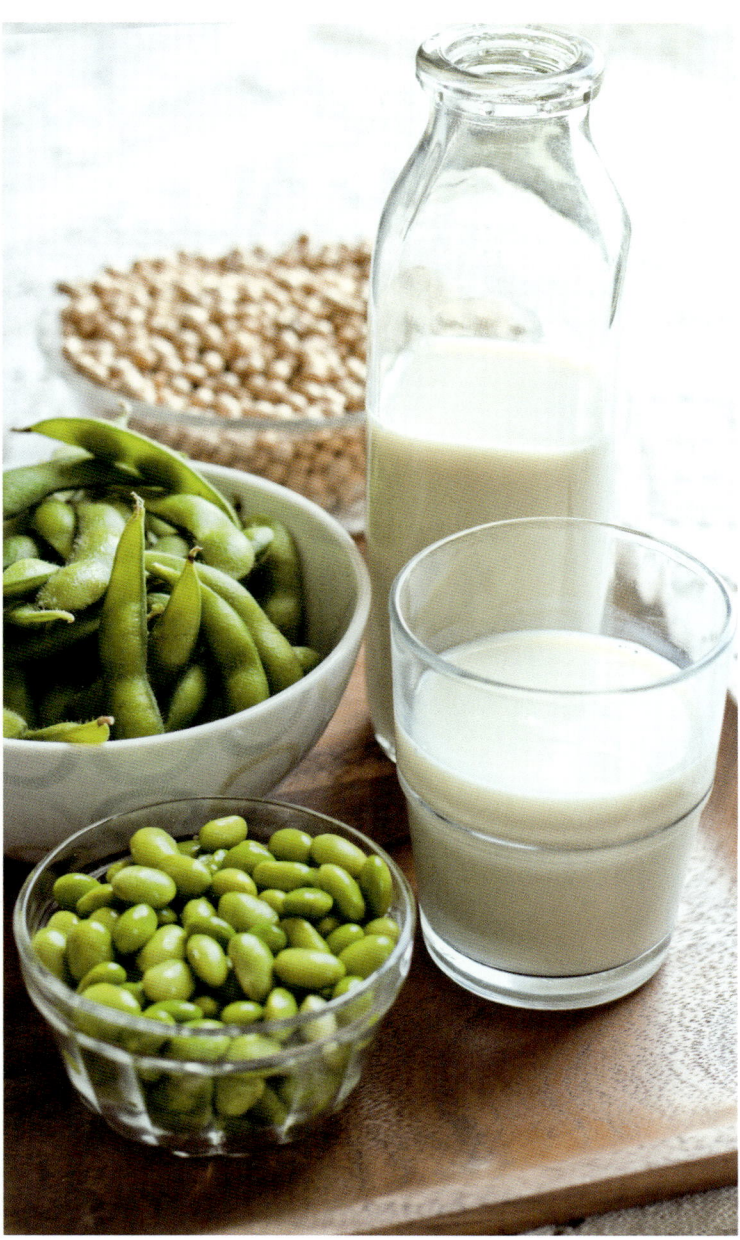

Lezithin beeinflusst das Gedächtnis positiv. Enthalten ist es vor allem in der Sojabohne und in daraus hergestellten Produkten.

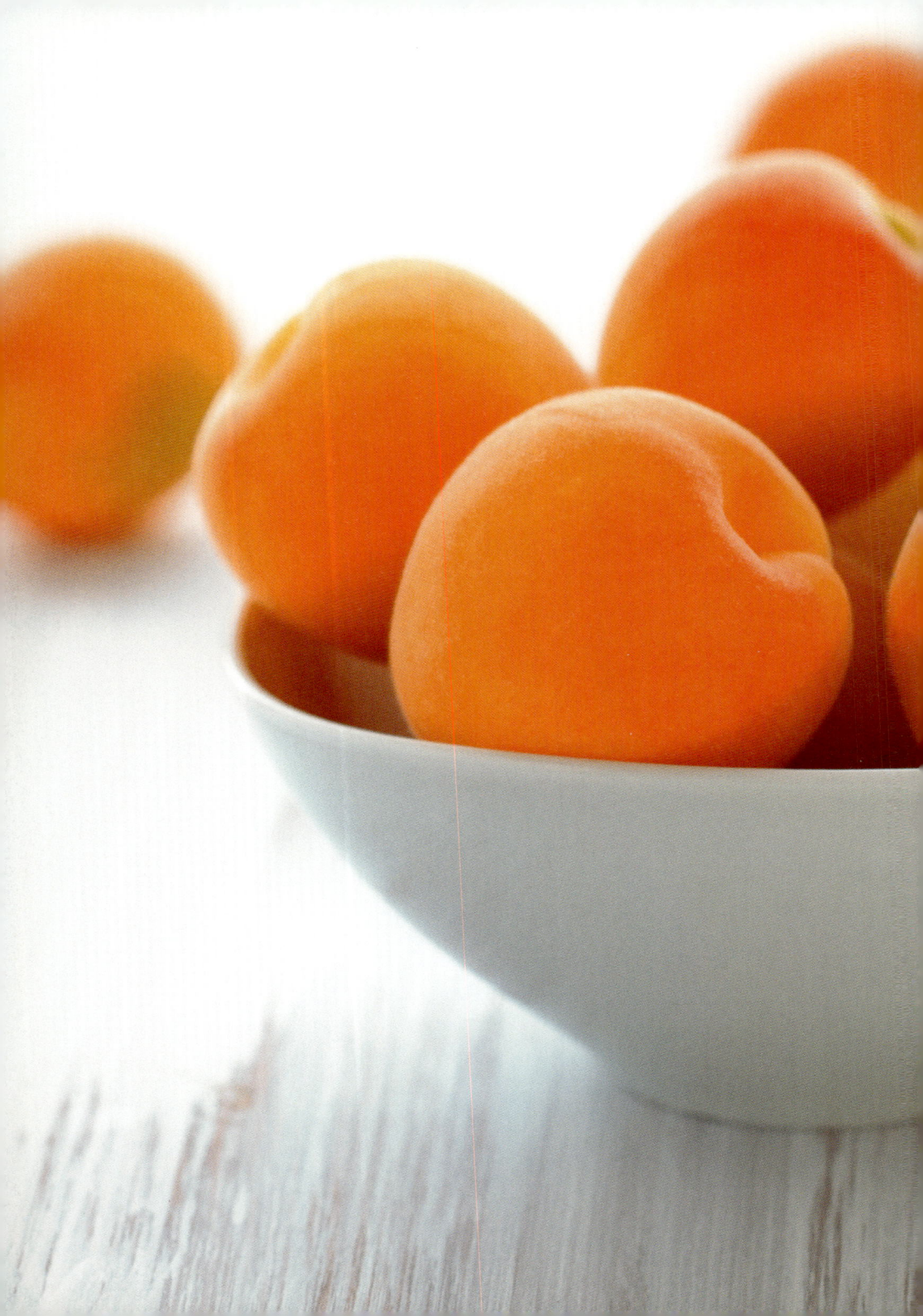

ESSEN SIE SICH SCHÖN MIT DEN HEILKRÄFTEN AUS DER KÜCHE

Glänzende Haare und straffe Haut sind kein Privileg der Jugend. Mit einer Kost, die reich an wertvollen Vitalstoffen ist und den Stoffwechsel ankurbelt, lässt sich die natürliche Schönheit bis ins Alter hinein bewahren. Denn wahre Schönheit kommt bekanntlich von innen.

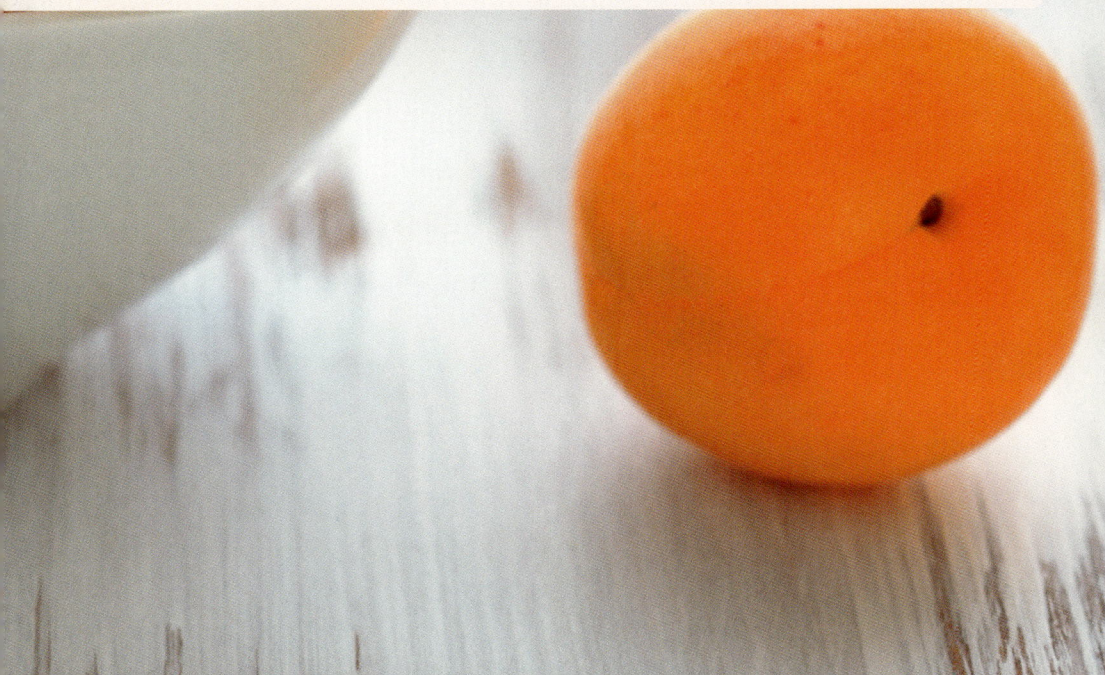

Glanz und Stabilität fürs Haar

Immer mehr Menschen haben heutzutage Probleme mit ihren Haaren. Die Ursachen dafür können vielschichtig sein und müssen entsprechend individuell angegangen werden. Wichtig ist, dass man sein Haar nicht nur von außen, sondern auch von innen pflegt. Dabei können eine vitalisierende Ernährung sowie der positive Umgang mit Stress hilfreich sein.

Haargesunde Nahrung
Eine gute Durchblutung der Haarwurzel ist eine Voraussetzung dafür, dass das Haar kräftig und stabil bleibt und seinen natürlichen Glanz behält. Dazu trägt nicht zuletzt eine ausgewogene und gesunde Ernährung mit vielen vitalstoffreichen Lebensmitteln bei, die das Haar mit einer Vielzahl von wichtigen Wirkstoffen versorgt.

Haarfreundliche Vitamine
Vitamin C Dieses Vitamin stärkt nicht nur das Immunsystem, sondern fördert auch die Durchblutung der Haarwurzel. Es ist unter anderem enthalten in Sauerkraut, Paprika, Zitrusfrüchten, Hagebutten, Sanddorn, schwarzen Johannisbeeren, Brokkoli, Grünkohl und Kartoffeln. Grüner und Rotbuschtee sowie in der Apotheke erhältliche Brennnesselsamen sind ebenfalls sehr reich an Vitamin C. Ein Übermaß an Nikotin und Alkohol trägt dagegen zu einem Mangel an diesem Vitamin bei, was wiederum eine Minderdurchblutung der Haarwurzel fördert. Ein Grund mehr, sich das Rauchen abzugewöhnen und den Genuss von alkoholischen Getränken nicht zur Gewohnheit werden zu lassen!

B-Vitamine Die zum Vitamin-B-Komplex gehörenden Stoffe Pantothensäure und Folsäure sorgen dafür, dass aus der Nahrung Farbstoffe herausgezogen und im Haar eingelagert werden. Das Ergrauen der Haare kann durch eine gute Versorgung mit diesen

---

! Hagebutten und Sanddorn stärken das Haar, Nikotin und Alkohol dagegen schaden ihm.

! B-Vitamine sind natürliche Mittel gegen das Ergrauen.

Vitaminen hinausgezögert werden. Sie sind vor allem in Weißkohl, Blumenkohl, Brokkoli, Chinakohl, Rosenkohl, Spargel, Kartoffeln, Zuckermais, Avocados, Tomaten, Fenchel, Spinat, Kichererbsen und Bananen enthalten.

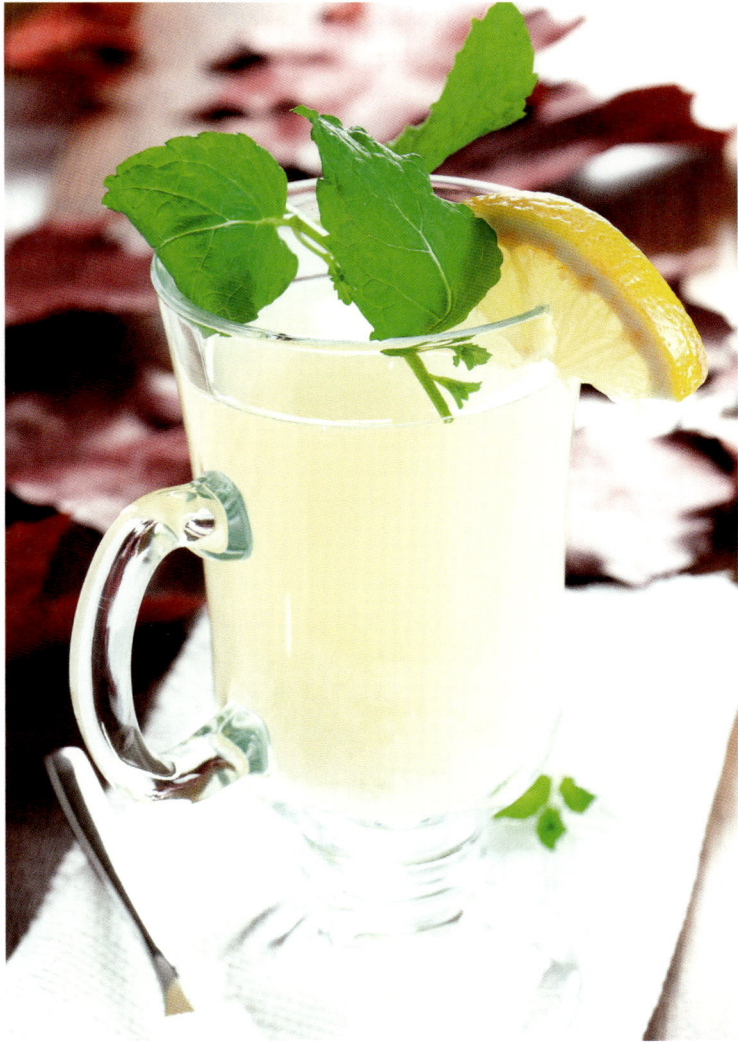

Vitamin C, z. B. in Form einer Heißen Zitrone, fördert die Durchblutung der Haarwurzel.

Vitalstoffe gegen Haarausfall

Biotin Ein weiteres Vitamin aus dem B-Komplex, Biotin, beugt Haarausfall vor. Zu den Lieferanten zählen zum Beispiel Mais, Bohnen, Haferflocken, Vollreis, Wurzelgemüse, Beerenobst, Kuhmilch und Nüsse.

Eisen Auch das Spurenelement Eisen beugt Haarausfall vor und vitalisiert das Haar. Eisen ist enthalten in Endiviensalat, Brokkoli, Feldsalat, Vollkornprodukten, Kohlrabi, Radieschen, Rettich, Roten Beten, Rosenkohl, Blumenkohl, Hülsenfrüchten, getrockneten Aprikosen sowie in schwarzen Johannisbeeren. Nicht zu unterschätzen ist der Eisengehalt von Brennnesseln, die zum Beispiel in Form von Tee genutzt werden können.

> ! Kaffee, schwarzer Tee und Cola sind Eisenräuber.

Kaffee, Schwarztee und Cola-Getränke zählen zu den Eisenräubern. Trinkt man diese Genussmittel zu oder direkt nach den Mahlzeiten, so vermindert dies die Eisenaufnahme um bis zu 70 Prozent! Besser ist es daher, sie erst zwei Stunden nach den Mahlzeiten zu genießen.

Zink und Kupfer Auch diese beiden Spurenelemente beugen Haarausfall vor. Zink ist enthalten in Seefisch, Kuhmilch, Vollkornprodukten, Erbsen, Spinat, Beerenobst, Zitrusfrüchten, Nüssen und Feigen. Möchte man sich ausreichend mit Kupfer versorgen, so wird man fündig in Roggen, grünen Bohnen, Nüssen, Keimlingen und Sprossen sowie in Seefisch.

Strenge Diäten, bei denen täglich weniger als 1000 Kilokalorien aufgenommen werden, fördern übrigens die Entstehung von Haarausfall. Das ist ein Grund mehr, warum es nicht sinnvoll ist, über einseitige Ernährungsformen abzunehmen. Eine vollwertige Ernährung in Kombination mit sportlicher Betätigung bietet nach wie vor die beste Möglichkeit, das Gewicht zu reduzieren, und stärkt darüber hinaus auch die Haarsubstanz.

Fettiges oder stumpfes Haar – nein danke!
Schwefel und Betakarotin Ein weiterer wichtiger Haarwirkstoff ist Schwefel. Dieses Spurenelement verleiht dem Haar Glanz und bremst die Arbeit der Talgdrüsen. Dies ist wichtig für Menschen mit leicht fettenden Haaren. Schwefel ist enthalten in Haferflocken, Kresse, Linsen, Senf, Kohl, Rettich, Meerrettich, Lauch, Knoblauch, Walnüssen und Seefisch. Eine ausreichende Vitamin-A-Versorgung beugt ebenfalls fettigen Haaren und obendrein der Schuppenbildung vor. In Form von Provitaminen, wie zum Beispiel Betakarotin, lässt sich der Vitamin-A-Bedarf sehr gut decken. Betakarotin ist unter anderem enthalten in Feldsalat, Karotten, Spinat, Grünkohl, Paprika, Tomaten, Petersilie, Erbsen, Bohnen, Mangos und Pfirsichen.

Kieselsäure Möchten Sie, dass Ihr Haar an Glanz gewinnt, so empfiehlt es sich, Hirse in den Speiseplan einzubeziehen. Der darin enthaltende Mineralstoff Kieselsäure wirkt sich nicht nur positiv auf brüchige Fingernägel aus, er verleiht auch den Haaren seidigen Glanz. Leider fristet Hirse bislang in den deutschen Küchen ein karges Dasein. Das hat sie nicht verdient, lassen sich doch aus diesem Getreide eine Vielzahl leckerer Speisen zubereiten wie zum Beispiel Aufläufe und Frikadellen. Probieren Sie es einfach mal aus!

> !
> Essen Sie mehr Hirse – und Ihr Haar erstrahlt in neuem Glanz.

Die Sprache der Seele
In einer angespannten Lebenslage wird das Haar schneller fettig, wird leichter stumpf und verliert schneller seinen Glanz. Stehen Sie permanent unter Stress, so begünstigt dies Haarausfall. Deshalb sollten Sie lernen, den Anforderungen, die Ihnen das Leben stellt, mit einer gewissen Leichtigkeit zu begegnen. Entspannungstechniken, wie zum Beispiel Feldenkrais und Yoga, sowie regelmäßige Bewegung an der frischen Luft unterstützen Sie dabei.

Wellness von innen für strahlend schöne Haut

Vielen ist bekannt, dass eine Ernährung, die reich an Vitaminen und Mineralstoffen ist, das Immunsystem stärkt und vor Krankheiten wie Krebs und Osteoporose schützt. Vitalstoffreiches Essen beugt jedoch nicht nur gesundheitlichen Störungen vor, es wirkt sich auch vorteilhaft auf die Haut aus. Eine zarte Haut entwickelt sich nicht nur durch Schönheitspflege von außen, sondern auch durch die Fürsorge von innen.

Gesunde Kost für die Haut

Wahre Schönmacher sind naturbelassene Produkte wie Obst, Gemüse, Salate und Gartenkräuter sowie Vollkornprodukte. Sie alle zeichnen sich durch eine hohe vitalisierende Wirkung aus. Dagegen zeigt der Daumen bei Erzeugnissen, die viel Zucker, Auszugsmehle, künstliche Zusatzstoffe und ein Übermaß an Salz enthalten, genauso nach unten wie beim übermäßigen Verzehr von Fleisch und Wurst.

> **!** Daumen runter für Zucker, Weißmehl, Fleisch und Wurst.

Vitalstoffe, die es in sich haben

Vitamin C Eine Reihe von Vitalstoffen beeinflusst die Haut positiv. Die erste Trumpfkarte ist Vitamin C, das die Haut glatt und straff macht. Dies ist darauf zurückzuführen, dass es die Collagenbildung stimuliert. Vitamin C ist vor allem in Kiwis, Äpfeln, Zitronen, Brokkoli, Grünkohl, Petersilie, Paprika, Kartoffeln, Keimlingen und Sprossen (Linsen, Kichererbsen, Luzerne) sowie in Sanddornsaft, Rotbusch- und Grüntee zu finden.

Vitamin E Ein weiteres Ass unter den Hautvitalstoffen ist das Vitamin E, das in der Lage ist, freie Radikale zu eliminieren. Freie Radikale forcieren unter anderem den Alterungsprozess der Haut. Dieses Vitamin trägt damit zu einer Verjüngung bei. Wir finden es in kalt gepressten Ölen (besonders in Weizenkeimöl, Mais-

> **!** Freie Radikale sind Sauerstoff-Zwischenprodukte und können Körperzellen schädigen.

keimöl und Sojaöl), Sonnenblumenkernen, Mandeln, Weizenkeimlingen, Nüssen, Avocados und grünem Gemüse.

Betakarotin Ein potenter Hautvitalisierer ist auch das Betakarotin. Dieses Vitamin sorgt nicht nur im Sommer für einen natürlichen Sonnenschutz von innen, sondern gehört auch, wie Vitamin C und E, zu den Radikalfängern. Außerdem beugt es Verhornungen der Haut vor. Daher empfiehlt es sich, die Betakarotin-Karte so oft wie möglich auszuspielen und Produkte wie Weizenkeime, Karotten, dunkelgrünes Blattgemüse, getrocknete Aprikosen, Wirsing, Grünkohl, Kürbis, Feldsalat, Mangos und Pfirsiche regelmäßig in den Speiseplan einzubauen. Zur besseren Verwertung ist es wichtig, betakarotinreiche Lebensmittel stets mit etwas kalt gepresstem Öl oder Sahne zu verzehren.

> **!** Kalt gepresste Öle verbessern die Verwertung von Betakarotin.

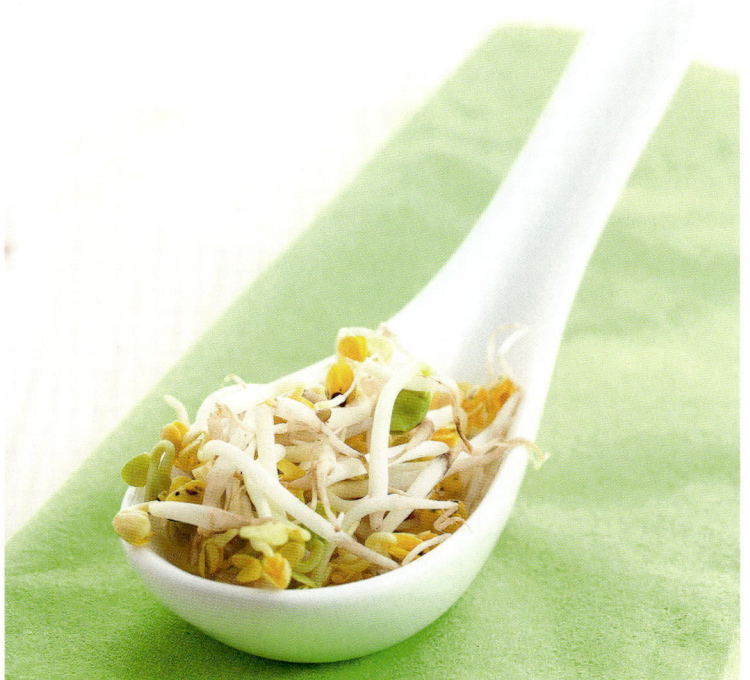

Keimlinge enthalten besonders viel Vitamin E.

Spurenelemente Was Vitamine können, können Spurenelemente schon lange. Kupfer ist zum Beispiel ein Wirkstoff, mit dem Pluspunkte für die Haut zu holen sind, da es ihr eine feste Struktur verleiht. Grüne Bohnen, Fisch, Nüsse, Roggen, Keimlinge und Sprossen sind gute Kupferlieferanten. Ebenfalls zu empfehlen ist Selen. Es stärkt nicht nur das Immunsystem, sondern zählt auch zu den Radikalfängern und damit zu den Hautverjüngungsmitteln. Selen ist unter anderem enthalten in Sesam, Kokosnüssen, Weizenkeimöl, Kohlrabi, Hering und Forelle.

Gesunde Verdauung und gesunde Fette

Damit die Haut gesund bleibt, ist auch eine gesunde Verdauung wichtig. Da eine chronische Darmträgheit die Haut ungünstig beeinflusst, empfiehlt es sich, Nahrungsmittel zu bevorzugen, die die Darmtätigkeit anregen. Dies sind vor allem ballaststoffreiche Produkte wie Gemüse, Hülsenfrüchte und Vollkornprodukte (zum Beispiel Naturreis und braune Nudeln). Joghurt, Leinsamen, Sauerkraut und andere milchsauer eingelegte Gemüsesorten wie Rote Bete, Gurken und Kürbis sind die Fitmacher des Darmes. Dagegen fördern Fast-Food-Produkte (Hamburger, Hot Dogs), Cola-Getränke, Limonade, Süßigkeiten und Dosenkost die Darmträgheit.

Auch die richtige Auswahl der Fette spielt eine bedeutende Rolle. Nahrungsfette, die eine Vielzahl an ungesättigten Fettsäuren enthalten, begünstigen den Fettstoffwechsel der Haut. Besonders vitalisierend wirken sich kalt gepresste Pflanzenöle aus. Diese beinhalten neben den besagten ungesättigten Fettsäuren auch andere hautfreundliche Wirkstoffe wie Karotine, Vitamin E und Lezithin. Reich an ungesättigten Fettsäuren sind Leinöl, Weizenkeimöl und Rapsöl sowie Margarine, die einen hohen Anteil an kalt gepressten Ölen hat.

> **!** Ein gesunder Darm macht eine schöne Haut.

Eine indische Heißwasserkur
Schon seit vielen Generationen wissen indische Ärzte, die die mehr als 5000 Jahre alte Heillehre Ayurveda praktizieren, dass es ein Lebenselixier für die Haut gibt. Sie empfehlen zur Vitalisierung der Haut den Genuss eines asketisch anmutenden Getränkes: heißes Wasser. Schon wenige Tage, in denen man den indischen Zaubertrank genießt, reichen aus, um der Haut einen natürlichen Glanz zu verleihen. Eine Zubereitungsanleitung finden Sie auf S. 26 (im Kapitel „Hefepilze").

Die Erfahrung zeigt, dass der regelmäßige Genuss des ayurvedischen Lebenselixiers entschlackend auf den Organismus und damit auch reinigend auf die Haut wirkt. Außerdem ist häufig ein Flüssigkeitsdefizit verantwortlich dafür, wenn die Haut austrocknet. Ein Grund mehr, einmal die indische Heißwasserkur auszuprobieren. Oft ist in den ersten Tagen der Kur die Zunge belegt und die Haut etwas unreiner als sonst. Nach wenigen Tagen ebben diese Symptome jedoch ab; sie weisen darauf hin, dass der Körper die Giftstoffe nach außen abgibt. Die Heißwasserkur sollte man über einen Zeitraum von sechs bis acht Wochen durchführen.

> **!** Heißes Wasser entschlackt und verleiht der Haut Glanz.

Grüner und Rotbuschtee verjüngen die Haut
Grüntee festigt aufgrund seines Gerbstoffanteils die Haut und lässt sie straffer und jünger aussehen. Aufgrund seines hohen Gehaltes an Antioxidantien (Betakarotin, Vitamin C, Zink) gehört grüner Tee auch zu den Radikalfängern und damit zu den besonders empfehlenswerten Getränken. Grüntee enthält außerdem entzündungshemmende Substanzen und beruhigt damit gereizte und gerötete Haut. Pflegende Cremes mit Grüntee-Extrakt nützen diese positiven Eigenschaften, um von außen unterstützend auf die Haut einzuwirken.

> **!** Grüntee beruhigt die gerötete und gereizte Haut.

Im südafrikanischen Rotbuschtee finden sich ebenfalls eine Vielzahl an Radikalfängern wie zum Beispiel Vitamin C und E, Karotinoide und Flavonoide. Er ist damit einer der Wellnessdrinks überhaupt! Die Pflanzenteile des Rotbuschs können nicht nur innerlich als Tee, sondern auch äußerlich als Zusatz in einem Hautpflegemittel angewendet werden. Rotbusch-Cremes sind in Fachgeschäften für Naturkosmetik erhältlich.

> **Zubereitung von grünem Tee und Rotbuschtee**
> - Grüntee: Wasser aufkochen und circa drei Minuten abkühlen lassen. Für eine Tasse Wasser etwa einen Teelöffel Grüntee in ein Gefäß geben und das heiße Wasser darübergießen. Den Tee nur circa ein bis zwei Minuten ziehen lassen, dann durch ein Sieb abgießen. Täglich zwei bis drei Tassen, auch über einen längeren Zeitraum hinweg, trinken. Grüntee ist sehr ergiebig und kann zwei bis dreimal aufgegossen werden.
> - Rotbuschtee: Wasser aufkochen und circa drei Minuten abkühlen lassen. Etwa drei bis vier Teelöffel Rotbuschtee in ein Gefäß geben und das heiße Wasser darübergießen. Den Tee circa vier Minuten ziehen und dann durch ein Sieb abgießen.
>
> Man lässt beide Tees deshalb erst einmal etwas abkühlen, damit das darin enthaltene hitzeempfindliche Vitamin C nicht verloren geht.

Was Sie sonst noch tun können

Eine gesunde Ernährung alleine reicht nicht aus, um die Haut gut aussehen zu lassen. Es gibt weitere Faktoren, die die Haut positiv oder negativ beeinflussen.

- Hören Sie auf zu rauchen. Rauchen vermindert die Durchblutung der Haut, da Nikotingenuss die kleinen Äderchen verschließt, die das Hautgewebe versorgen. Nikotin setzt auch viele freie Radikale im Körper frei. Die Folge ist ein vorzeitiges Altern und damit verbundene Faltenbildung der Haut.
- Halten Sie sich mit Alkohol zurück. Alkohol im Übermaß genossen fördert ebenfalls die Bildung freier Radikale und treibt darüber hinaus Wasser in die Gesichtshaut. Die Folge: Das Gesicht quillt auf. Nach einiger Zeit wird das Wasser wieder ab-

> **!**
> Nikotin und Alkohol schwächen die Haut und machen Falten.

gezogen, die Haut zieht sich zusammen, und das führt zur Faltenbildung.
- Bewegen Sie sich ausreichend und treiben Sie Sport. Dies ist zur Aktivierung des Hautstoffwechsels wichtig. Am besten bewegen Sie sich an der frischen Luft, damit der Organismus mit genügend frischem Sauerstoff versorgt wird.
- Gehen Sie in die Sauna. Dies ist eine sehr entspannende Art, etwas Gutes für die Haut zu tun. Durch das Saunieren öffnen sich die Poren und sondern mit Giftstoffen belasteten Schweiß aus.

Die Sprache der Seele
Sind Sie Stress, Mobbing oder Ärger ausgesetzt, so wirkt sich dies belastend auf Ihre Haut aus. Grund genug, nicht nur am körperlichen Wohlbefinden, sondern auch an Ihrer seelischen Zufriedenheit zu arbeiten. Eine gute Möglichkeit, mental wieder in die Mitte zu kommen, sind Entspannungsübungen wie Tai-Chi, Yoga und Feldenkrais. Für Körper, Seele und Geist ist es außerdem wichtig, auf die eigenen Bedürfnisse zu achten und sie zu erfüllen.

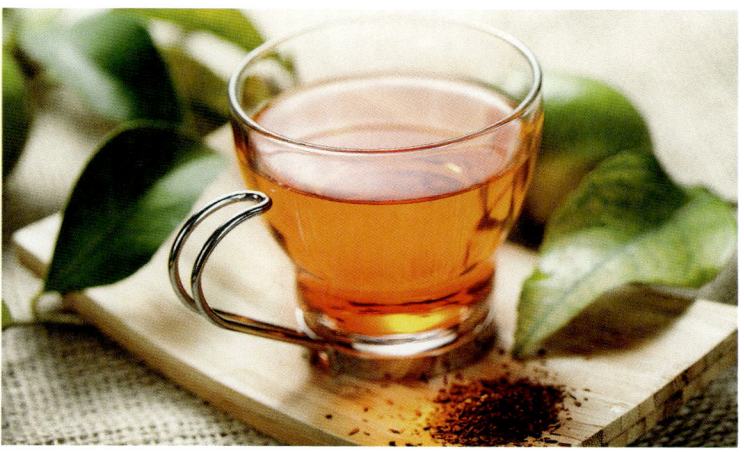

Grüner Tee beruhigt die Haut.

Cellulitis – ein typisch weibliches Problem

Warum die Orangenhaut meist eine weibliche und selten eine männliche Domäne ist, hat vielerlei Gründe. Es liegt unter anderem daran, dass Frauen mit 27 Prozent des Körpergewichtes einen höheren Anteil an Fettgewebe haben als Männer (ca. 12 Prozent). Weibliche Zellen sind zudem in der Lage, mehr Fett einzulagern als männliche. Darüber hinaus begünstigen weibliche Hormone die Cellulitis.

> Weibliche Hormone begünstigen Cellulitis.

Basenreiche Kost gegen Orangenhaut

Man muss wissen, dass die Verschlackung des Organismus die Folge einer zu großen Aufnahme von säurereicher Kost ist. Durch unsere moderne Lebensweise haben die meisten Menschen einen Säureüberschuss, das heißt, die Säuren und Basen sind nicht mehr im Gleichgewicht und der Körper übersäuert. Dies begünstigt unter anderem die Entstehung von Cellulitis. Die beste Gegenmaßnahme ist daher, bewusst reichlich basenreiche Lebensmittel zu verzehren.

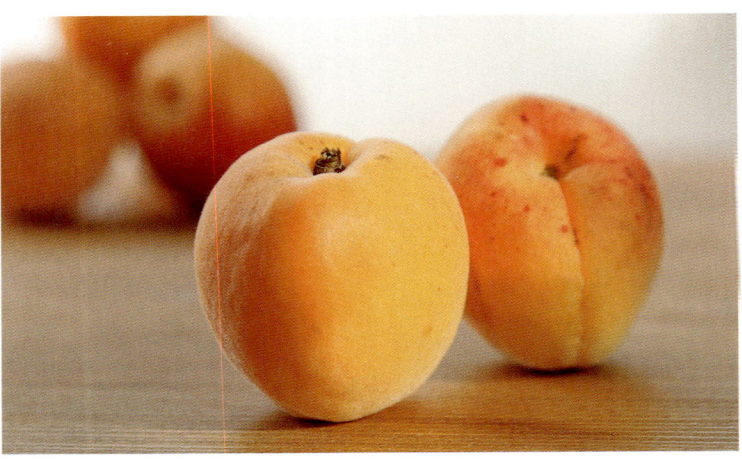

Obst ist meist basenreich und kann so Cellulitis entgegen wirken.

Um den Säure-Basen-Haushalt ins Gleichgewicht zu bringen, sollte man
- überwiegend basenreiche Lebensmittel essen
- ein Verhältnis von 80 Prozent basischen und 20 Prozent sauren Nahrungsmitteln anstreben
- genügend Flüssigkeit zu sich nehmen (2–3 Liter am Tag)
- Stress vermeiden
- sich mehrmals in der Woche ausreichend bewegen
- bei Bedarf ein Basenpulver aus der Apotheke einnehmen.

Bitte lesen Sie dazu das Kapitel „Übersäuerung". Dort finden Sie ausführliche Hinweise, wie Sie eine Übersäuerung feststellen können, welche Lebensmittel Sie bevorzugen und welche Sie meiden sollten und was Sie sonst noch tun können.

Was Sie sonst noch tun können
- Im Umgang mit Cellulitis ist es wichtig, viel zu trinken. Doch damit nicht genug: Auch äußerlich angewendet kann Wasser wahre Wunder wirken. Bäder, die mit Basenpulver (aus der Apotheke) versetzt sind, verbessern das Erscheinungsbild der Haut. Sie regen die Ausscheidung von Säuren sowie Schlacken an und aktivieren dabei die Schweiß- und Talgdrüsen. Das führt zu einer guten Selbsteinfettung der äußeren Hülle und damit einer glatten, geschmeidigen Haut.
- Rücken Sie überschüssigen Pfunden zuleibe, denn Übergewicht begünstigt die Entstehung einer Cellulitis. Längst ist bekannt, dass mit extremen Diäten oder der Einnahme von Tabletten und Pülverchen längerfristig keine erfolgreiche Gewichtsreduktion stattfinden kann. Crashdiäten verschlimmern auch die Symptome einer Cellulitis. Eine solche Diät oder eine Hungerkur machen das bei Cellulitis eh schon schwache Bindegewebe noch dünner, was zur Folge hat, dass Fetteinlagerungen noch stärker in den Vordergrund treten.

> **!** Crashdiäten sind Gift fürs Bindegewebe und verstärken die Orangenhaut.

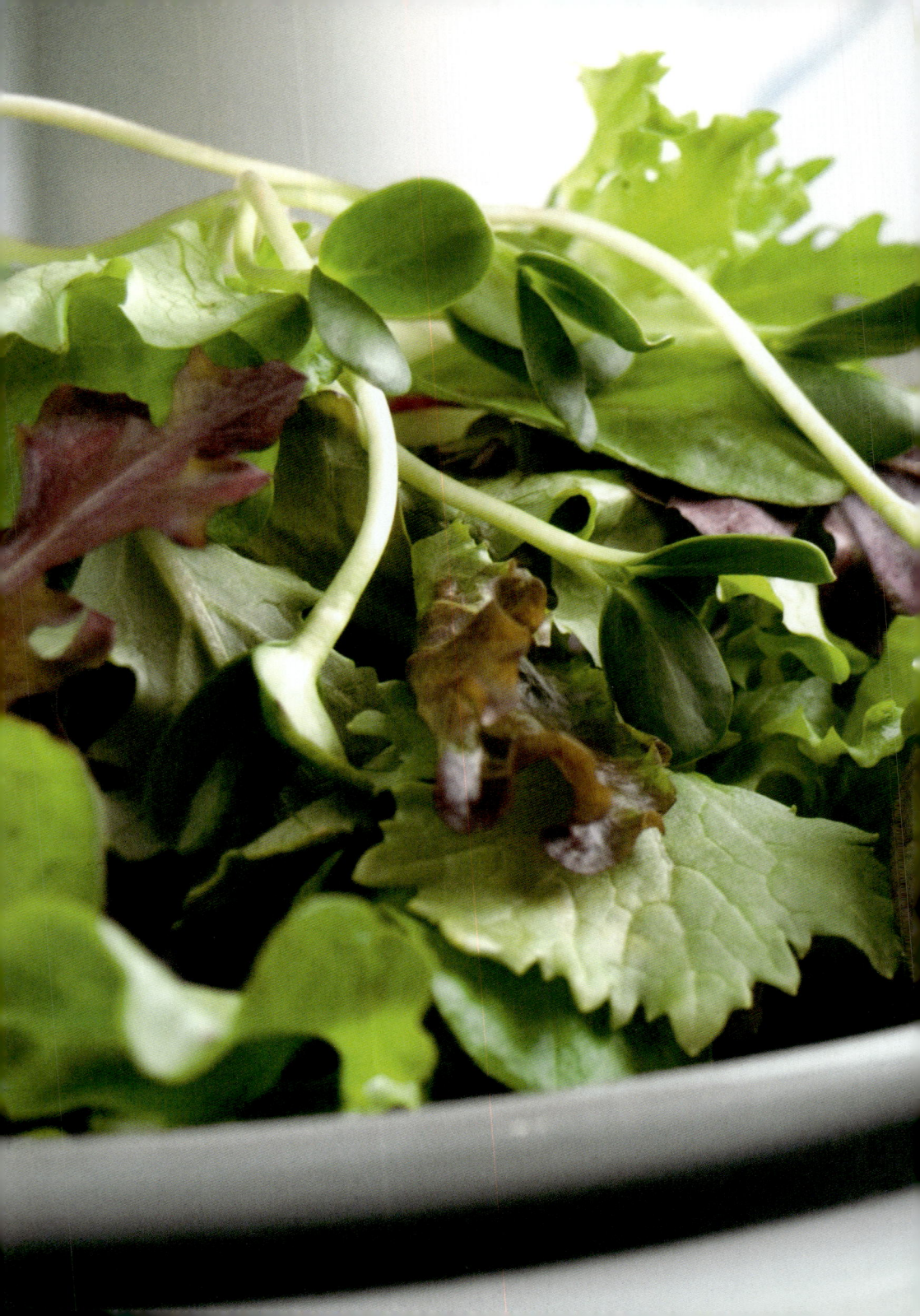

GESUND DURCHS JAHR MIT DEN HEILKRÄFTEN AUS DER KÜCHE

Sie wissen nun, wie Sie gesundheitliche Störungen durch eine entsprechende Kost in den Griff bekommen können. Selbstverständlich können Sie die Heilkräfte aus der Küche aber auch nutzen, wenn Sie keine Beschwerden haben, jeden Tag und zu jeder Jahreszeit. Für Frühling, Sommer, Herbst und Winter finden Sie hier zum Abschluss noch ein paar ganz spezielle Ernährungstipps.

Fit durch den Frühling – Zeit zum Entschlacken

Der Winter mit seiner Dunkelheit und Kälte steckt einem noch in den Knochen. Verwundert stellt man auf der Waage fest, dass der Genuss der Leckereien in den Weihnachtstagen und auf der Silvesterfeier nicht spurlos an einem vorbeigegangen ist. Man fühlt sich schwer und behäbig und fragt sich, wie man es bis zur warmen Jahreszeit schaffen soll, sich der überflüssigen Pfunde zu entledigen. Da ist Abspecken und Entschlacken angesagt!

Die Natur zeigt Ihnen, wie Sie Ihren Organismus von der angestauten Schwere befreien können. Haben Sie sich in der kalten Jahreszeit einen Winterspeck zum Schutz vor dem feuchtkalten Wetter angelegt, so gilt es in der Frühlingszeit sich dieses Mantels wieder zu entledigen und die Zeit der sprießenden Natur zu nutzen, um Körper, Geist und Seele zu neuer Vitalität zu verhelfen. Nicht nur für wellnessbewusste Menschen, sondern auch für diejenigen, die an Rheumatismus, Arthrose oder Gicht leiden, ist die entschlackende Vitalkur im Frühling eine gute Möglichkeit, sich zu reinigen und die Gesundheit zu stärken.

Fasten – weniger ist mehr

Eine schöne Möglichkeit, sich der angesammelten Schlacken zu entledigen, ist das Fasten. Doch wer denkt, dass sich der Nahrungsverzicht nur zum Abnehmen eignet, täuscht sich. Fasten gibt uns vielmehr die Möglichkeit, nicht nur unserem Körper, sondern auch unserer Seele Freiraum zu gewähren. Durch Fasten erfährt der Organismus eine Reinigung. Giftstoffe werden zur Ausscheidung gebracht und das wirkt sich positiv auf die Gesundheit aus.

Für Einsteiger empfiehlt sich ein Tee- und Saftfasten von fünf bis sieben Tagen. Nehmen Sie sich dazu am besten Urlaub von Arbeit und Familie, damit Sie Zeit nur für sich selbst haben. Nut-

> **!** Bewegen Sie sich während der Fastenkur viel in der Natur und begrüßen Sie so den Frühling.

zen Sie die Zeit des Fastens, um viel in der Natur zu sein und Sonne und Sauerstoff zu tanken. Auch das ist ein wichtiger Bestandteil der Frühjahrskur.

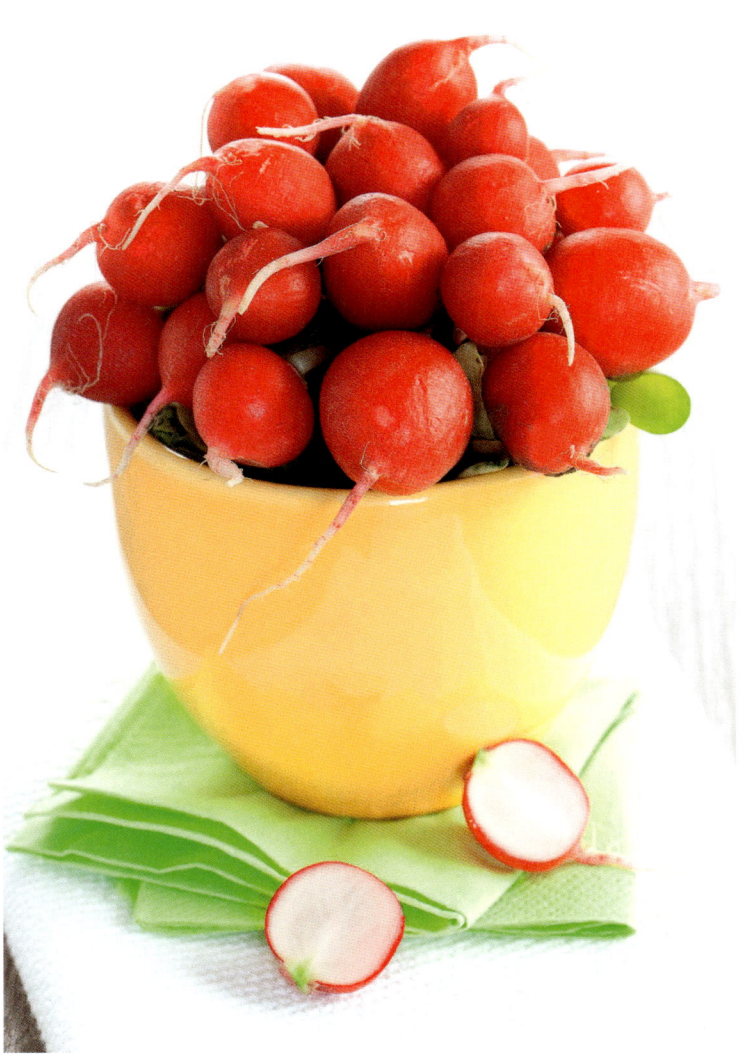

Radieschen stärken die Gesundheit durch krebsvorbeugende Glucosinolate, die Bakterien und Pilze im Verdauungssystem bekämpfen.

> **Der Ablauf einer Fastenkur**
> Am ersten Tag, dem Entlastungstag, wird nur Obst und leichtes Gemüse beziehungsweise Salat verzehrt. An den Folgetagen gibt es dann nur Wasser oder Kräutertees und als Zugabe zweimal am Tag einen Frucht- oder Gemüsesaft. Empfehlenswert ist es, parallel dazu mittels Glaubersalz oder Einläufen (beides in der Apotheke erhältlich) den Darm zu entleeren.
> Am Ende des Fastens ist es wichtig, den Körper wieder ganz langsam an feste Nahrung zu gewöhnen; man nennt dies das Fastenbrechen. Es wird eingeleitet mit leichter Kost, beispielsweise mit einem Apfel, der sehr langsam und bewusst gegessen wird. Es ist ratsam, in den ersten beiden Tagen nach dem Fasten, den Aufbautagen, nur leicht verdauliche Speisen zu essen, so zum Beispiel Rohkostsalate, Gemüsesuppen und Pellkartoffeln. Den Genuss von fett- oder eiweißreichen Speisen wie Fleisch, Quark und Käse sollte man vermeiden.

Alles Gute aus der Küchenapotheke

Wildkräuter

Eine weitere Möglichkeit, fit durch den Frühling zu gehen, ist der Verzehr von Wildkräutern. Gerade die häufig als Unkraut angesehenen Pflanzen wie Brennnessel oder Löwenzahn haben einen entschlackenden Effekt auf den menschlichen Körper.

Brennnessel

Die Brennnessel hat eine stark blutreinigende Wirkung. Aus diesem Grund bieten sich die im Frühjahr noch zarten Blätter zu einer Entschlackungskur an. Man kann daraus einen Tee bereiten, sie klein gehackt dem Salat beigeben oder als Spinat zubereiten. Bei Herz- und Nierenleiden, die mit Wasseransammlungen einhergehen, sollten Brennnesseln allerdings nicht angewendet werden.

> **!**
> Vorsicht: Bei Herz- und Nierenleiden mit Wassereinlagerungen ist die Brennnessel tabu.

Brennnesseltee
Zwei Teelöffel frisches oder getrocknetes Brennnesselkraut mit einer Tasse kochendem Wasser übergießen. Fünf bis zehn Minuten ziehen lassen und durch ein Sieb abgießen. Zwei bis drei Tassen pro Tag trinken.

Löwenzahn
Löwenzahn regt den gesamten Zellstoffwechsel an, aktiviert die Hormondrüsen und wirkt stärkend auf die Arbeit der Nieren. Löwenzahn verbessert die Funktion vieler innerer Organe, wie zum Beispiel der Leber, des Magens und des Kreislaufs. Er kann auch gezielt bei Verstopfung und Hämorrhoiden eingesetzt werden. Überdies ist er sehr gut dazu geeignet, der Bildung von Gallensteinen vorzubeugen. Diese Wirkung ist auf den hohen Gehalt an Bitter- und Schleimstoffen zurückzuführen, die sich besonders positiv auf die Galle auswirken. Trinken Sie deshalb während der Frühjahrskur täglich zwei bis drei Tassen Löwenzahntee. Außerdem kann man die zarten, jungen Blätter unter den Salat mischen. Im Laufe des Jahres schmecken die Blätter immer bitterer.

> **!** Löwenzahn ist gut für die Leber und beugt Gallensteinen vor.

Löwenzahntee
Für den Tee eignet sich neben den Blättern auch die Wurzel des Löwenzahns. Sie sollte im Frühjahr gestochen werden, denn zwischen April und Mai wohnen ihr die meisten Wirkstoffe inne.
   Zubereitung: Man übergießt eineinhalb Esslöffel zerkleinerte Blätter oder Wurzeln mit einer Tasse kochendem Wasser, lässt das Ganze fünf Minuten ziehen und gießt den Tee durch ein Sieb ab. Täglich trinkt man zwei bis drei Tassen. Allerdings sollte Löwenzahntee im Rahmen der Frühjahrskur nicht länger als vier bis sechs Wochen genossen werden.

Gemüse und Gartenkräuter

Um fit zu werden, eignen sich natürlich auch die verschiedenen Gemüsesorten und Kräuter, die im Frühling aus der Erde sprießen, so zum Beispiel Spargel, Spinat und Petersilie.

Spinat, Löwenzahn und Brennnessel haben gemein, dass sie reich an dem Pflanzenfarbstoff Chlorophyll sind. Das Blattgrün ist ein wirksames Mittel gegen Blutarmut. Es belebt den menschlichen Stoffwechsel und ist daher bestens dafür geeignet, in die Frühlingsvitalkur einbezogen zu werden.

Spargel entwässert

Ein weiteres entschlackendes Gemüse ist der stoffwechselaktivierende Spargel. Die Erntezeit beginnt im April und dauert bis zum Juni an. Spargel ist reich an Vitamin C, Betakarotin und Vitamin E und eignet sich damit bestens zur Stärkung des Immunsystems. Eine Portion Spargel deckt bereits fast die Hälfte des Tagesbedarfs an Vitamin E, welches sich auf schlecht heilende Wunden und auf früh alternde Haut positiv auswirkt. Betakarotin schützt die Schleimhäute vor Bakterienbefall und dient darüber hinaus auch zum Schutz der Zellen.

> **!**
> Spargel aktiviert den Stoffwechsel und entschlackt.

Außerdem sind in den leckeren Stangen Vitamine des B-Komplexes enthalten, so zum Beispiel Vitamin B_1, das wichtig für die Nervenkraft ist, und Vitamin B_2, welches sich gut auf Haut, Haare und Augen sowie auf den Gesamtstoffwechsel auswirkt. Hervorzuheben ist auch der Gehalt an Folsäure, die zur Blutbildung und Hormonproduktion wichtig ist und zur Zellverjüngung beiträgt. Bereits 100 Gramm Spargel decken den Tagesbedarf an Folsäure!

Aber auch viele Mineralstoffe sind im Spargel enthalten. Er gehört zu den wichtigsten Kalium-Lieferanten und auch Zink, das das Bindegewebe kräftigt und die Hirntätigkeit aktiviert, ist enthalten. Eine Portion Spargel deckt übrigens auch zwei Drittel des menschlichen Manganbedarfs. Dieses Spurenelement ist an der Bildung der Knochen und des Bindegewebes beteiligt. Last but not least sind die Ballaststoffe im Spargel hervorzuheben. Sie sind die Entschlacker schlechthin. Ballaststoffe reinigen den Darm, beugen Verstopfung vor und sind in der Lage, Giftstoffe im Darm zu binden und damit Darmkrebs vorbeugen.

Petersilie macht stark
Mit dem Frühling halten auch die entschlackenden und stoffwechselstärkenden Kräuter im Garten Einzug. Hervorzuheben ist dabei die Petersilie. Geschichtsschreiber erzählen, dass die Römer früher ihren Gladiatoren vor dem Kampf zur Stärkung Petersilie zum Essen gaben. Diesem Gewächs wurde nachgesagt, dass es Kraft und Reaktionsvermögen steigert. Heutzutage haben sich die Einsatzbereiche ein wenig verschoben. So wird Petersilie meist als Garnitur von Gerichten oder als Salatbeilage serviert. Nur wenigen ist bekannt, dass Petersilie bei Blutarmut eingesetzt

> **!**
> Schon die Römer wussten, dass Petersilie stark macht, und gaben sie vor dem Kampf den Gladiatoren zu essen.

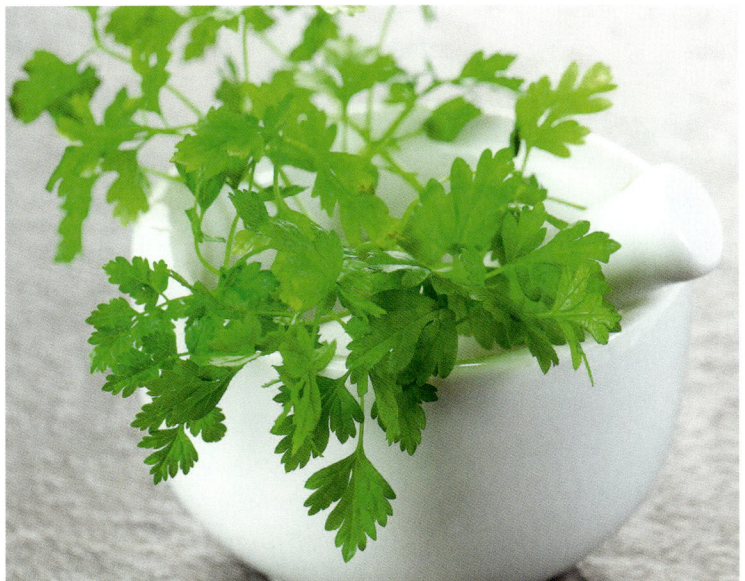

Petersilie trägt zur Entgiftung des Organismus bei.

werden kann. Sie enthält auch viel knochenstärkendes Kalzium und abwehrsteigerndes Vitamin C.

Petersilie regt auch die Schweißproduktion an, was zur Entgiftung des Organismus beiträgt. Das Doldengewächs senkt Fieber und kann deswegen bei Erkältungen, die oft während des Übergangs der Jahreszeiten auftreten, eingesetzt werden. Vor allem aber reinigt sie den Organismus und befreit ihn von Giftstoffen. Deshalb gehört das Gartenkraut als fester Bestandteil zur Vitalkur im Frühling.

Petersilie bereichert jeden Salat und kann auch über Kartoffeln, Fisch, Aufläufe und Suppen gestreut werden. Darüber hinaus schmeckt sie auch als Tee vorzüglich.

> **Entschlackender Petersilientee**
> Einen Esslöffel Petersilie mit einer Tasse kochendem Wasser übergießen. Fünf Minuten ziehen lassen, durch ein Sieb abgießen und über einen Zeitraum von maximal zwei Wochen täglich eine Tasse trinken. Diese Teekur sollte allerdings nicht von Nierenkranken oder Schwangeren durchgeführt werden.

Empfehlenswerte Salate, Gemüse und Früchte für den Frühling
Salate, Gemüse und Kräuter: Blumenkohl, Eisbergsalat, Kopfsalat, Lauch, Lollo rosso, Petersilie, Radieschen, Spargel, Spinat, Wirsing
Früchte: Ananas, Äpfel (Lageräpfel), Avocados, Grapefruits, Kiwis, Zitronen

Was Sie sonst noch tun können

Um sich der Schwere des Winters zu entledigen, ist die Ernährung nur ein Teil des Frühjahrsprogramms. Grundlegend wichtig ist es, sich während der Frühjahrskur täglich mindestens eine Stunde an der frischen Luft aufzuhalten. Ausgiebige Spaziergänge in der Natur stärken nicht nur das Immunsystem, sondern reinigen auch das Blut und reichern die Zellen mit Sauerstoff an.

Sehr zu empfehlen sind während der Kur Bewegungsübungen wie zum Beispiel Qi Gong oder Tai-Chi Chuan. Sie stärken die Lebenskraft und vitalisieren nicht nur den Körper, sondern auch den Geist und die Seele.

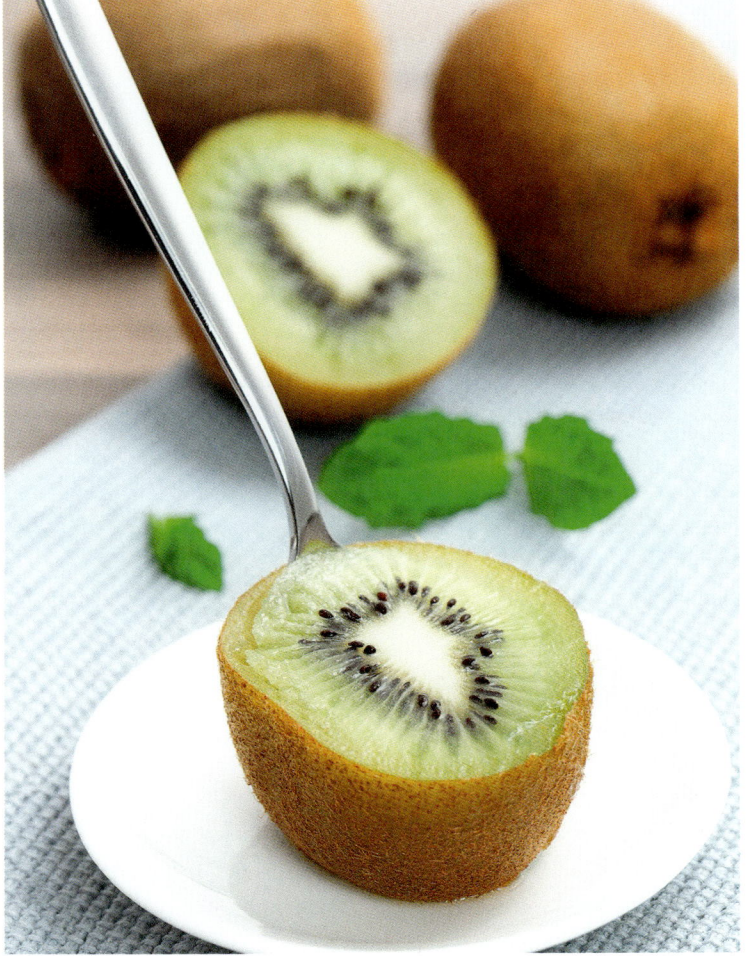

Kiwis schmecken und machen Sie fit für den Frühling.

Fit durch den Sommer – Tipps für heiße Tage

Je näher die heiße Jahreszeit rückt, desto häufiger wird in der Beratungspraxis die Frage gestellt, wie man sich aus Ernährungssicht am besten vor der drückenden Hitze schützen kann. Hier die wichtigsten Tipps.

Hauptsache erfrischend

Reichlich trinken

In der warmen Jahreszeit ist es ganz besonders wichtig, genügend Flüssigkeit zu sich zu nehmen, ansonsten kann es sein, dass der Körper mit Kreislaufschwäche und einem Energiemangel auf das Defizit reagiert. Probieren Sie doch einmal dieses Sommergetränk aus: Früchtetee kochen, abkühlen lassen und mit einem Schuss Saft genießen. Auch ein Glas Mineralwasser mit etwas frisch gepresstem Zitronensaft ist herrlich erfrischend. Der Genuss von flüssigkeitsreichem Obst wie Melonen und Nektarinen ist ebenfalls gut dazu geeignet, den Flüssigkeitsbedarf mit zu decken.

Alkohol und Kaffee dagegen bringen den Organismus, im Übermaß genossen, ins Ungleichgewicht und fördern eine Austrocknung des Körpers. Probieren Sie stattdessen einmal grünen Tee, der von der Wirkung her kühlend ist, oder Getreidekaffee. Eine sehr schöne Alternative zu Kaffee und Co ist der aus Südamerika stammende Matetee, der leicht anregend, aber nicht aufregend und darüber hinaus ebenfalls kühlend wirkt.

> **!** Viel trinken und wasserhaltiges Obst beugen Energiemangel und Kreislaufschwäche vor.

Vorsicht mit allem, was einheizt

Denken Sie daran, dass scharf gewürzte Speisen die innere Hitze noch steigern und den Durst verstärken. Gehen Sie daher im Sommer sparsam mit Chili, Curry und Pfeffer um und nehmen Sie stattdessen mild wärmende Gewürze wie Kurkuma oder Cumin (Kreuzkümmel) zum Würzen.

> **!** Scharfe Speisen steigern die innere Hitze und machen Durst.

Auch frittierte und in Öl gesottene Speisen sowie Gegrilltes und Gebratenes heizen den Körper an. Daher empfiehlt es sich, bei lauen Sommergrillabenden auch Frischkostsalate und Obst anzubieten, denn rohes Obst, Gemüse und Salate wirken kühlend. Dies gilt übrigens auch für Joghurt, dessen Genuss besonders im Sommer zu empfehlen ist. Sie können zu einem Reisgericht etwa ein Schälchen Joghurt reichen, der mit etwas Kreuzkümmel verfeinert wurde.

Gehen Sie sparsam mit Salz um. Nicht nur deshalb, weil ein Zuviel an Natrium den Blutdruck in die Höhe treiben kann, sondern weil salzige Speisen tendenziell erhitzend auf den Körper wirken. Als Alternative oder Ergänzung zum Salz bieten sich zum Beispiel frische Gartenkräuter wie Schnittlauch, Basilikum oder Petersilie an.

Gönnen Sie sich zum Frühstück frische süße Früchte, zum Beispiel Wasser- oder Honigmelonen, Kirschen, Pfirsiche und Weintrauben. Die helfen dabei, dass man in der heißen Jahreszeit nicht zu sehr ins Schwitzen gerät.

Lebensmittel mit der Geschmacksrichtung bitter wirken kühlend auf den Organismus. Bringen Sie im Sommer deshalb öfter einmal Endiviensalat, Lollo rosso oder Chicorée auf den Tisch. Wie wäre es zum Mittagessen etwa mit einer Salatplatte, bestehend aus Lollo rosso, Kichererbsenkeimlingen und geraspelten Karotten? Sehr lecker schmeckt auch ein Chicorée-Apfel-Salat, verfeinert mit etwas Honig und Sonnenblumenkernen.

> **!**
> Salate und Joghurt sorgen für willkommene Abkühlung.

Empfehlenswerte Salate, Gemüse und Früchte für den Sommer
Salate: Bataviasalat, Eichblattsalat, Eisbergsalat, Kopfsalat, Lollo rosso
Gemüse: Auberginen, Blumenkohl, Brokkoli, Erbsen, Karotten, Kartoffeln, Kohlrabi, Paprika, Petersilie, Radieschen, Rettich, Salatgurken, Staudensellerie, Tomaten, Zucchini, Zwiebeln

Früchte: Aprikosen, Erdbeeren, Heidelbeeren, Himbeeren, Johannisbeeren, Kirschen, Mirabellen, Pfirsiche, Renekloden, Stachelbeeren, Wassermelonen, Weintrauben

Was Sie sonst noch tun können

- Setzen Sie sich nicht zu intensiv der Sonne aus und verlegen Sie beispielsweise die Gartenarbeit in den Spätnachmittag. Legen Sie sich nicht zu lange in die pralle Sonne, sondern suchen Sie lieber ein schattiges Plätzchen auf.
- Integrieren Sie das Element Wasser in Ihr Leben, indem Sie schwimmen, duschen oder baden gehen. Ein Aufenthalt an der See ist gerade für Menschen, die im Sommer Abkühlung benötigen, sehr zu empfehlen.
- Versuchen Sie alles Extreme zu vermeiden, wie zum Beispiel zu viel Essen, zu viele körperliche Aktivitäten oder Extremsportarten.

!
Lüften Sie die Wohnung vor dem Schlafengehen gut durch.

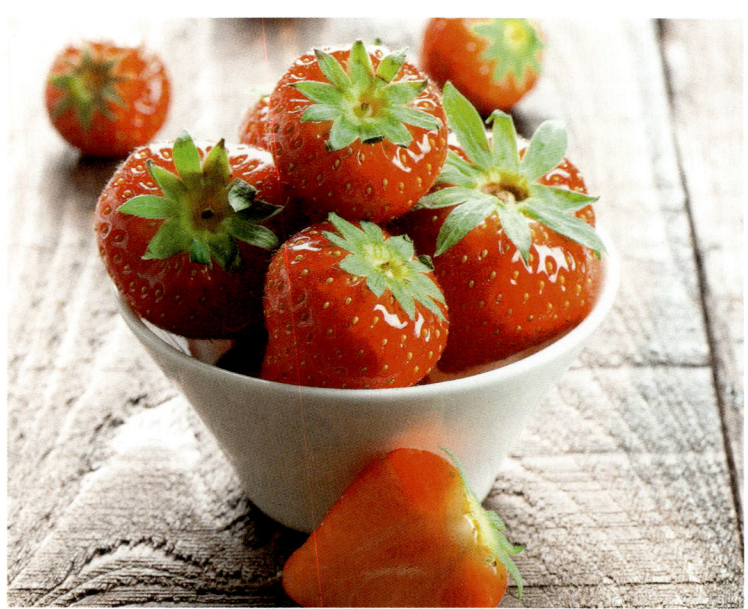

Erdbeeren sind reich an Folsäure und Vitamin C.

Fit durch den Herbst – gut geerdet durch Wind und Wetter

Der Herbst ist die Jahreszeit, die die Wärme des Sommers mit der Kälte des Winters verbindet. Es ist die Zeit der abnehmenden Wärme, der Winde und Stürme. Schützen Sie sich im Herbst vor Wind und Kälte, indem Sie damit beginnen, immer mehr die Wärme in Ihren Speiseplan zu integrieren.

Wärme von innen
Nahrhafte Suppen, Eintöpfe und Co
Perfekte Wärmespender sind Eintöpfe und Suppen, zum Beispiel eine warme Blumenkohlsuppe zum Mittagessen, abgeschmeckt mit etwas Kräutersalz und Gewürzen wie Curry oder Paprika sowie Sahne. Alternativ zu Blumenkohl bieten sich als Suppe auch der leckere Hokkaidokürbis, Kartoffeln, Zucchini sowie Rote Bete an.

Um den herbstlichen Winden zu trotzen, sollten Sie öfters warme, nahrhafte Gerichte zubereiten. Neben Suppen sind das herzhafte Eintöpfe, gedünstete Aufläufe oder warmer Porridge zum Frühstück. Stabilität ins Leben bringen auch die nahrhaften Muse aus Mandeln, Haselnüssen oder Sesam (Tahin). Sie sind in Kombination mit einem frisch gebackenen Vollkornbrot wahre Gaumenschmeichler.

Mit dem Verzehr von Rohkost gilt es im Herbst ein wenig sparsamer umzugehen, nicht zuletzt, weil rohe Speisen tendenziell kühlend wirken. Was aber nicht heißt, dass Sie von nun an ganz auf Salat verzichten müssen. Als kleine Vorspeise ist er eine willkommene Ergänzung zu den Hauptgerichten. Sie können auch gerne Gemüse in etwas Wasser und Öl dünsten und dann zum Salat geben.

Ein wärmendes, nahrhaftes Frühstück hat im Herbst noch nie geschadet. Bereiten Sie sich morgens doch mal einen Dinkel-

> **!** Mit herzhaften, wärmenden Speisen trotzen Sie den ungemütlichen Herbstwinden.

grießbrei zu, abgeschmeckt mit etwas Honig sowie wärmenden Gewürzen wie Zimt oder Vanille. Trinken Sie vor dem Mittagessen gerne einmal ein Glas warmes Wasser vorweg. Als Hauptgericht eignen sich Vollkornnudeln mit Pesto oder Grünkernfrikadellen beziehungsweise Kohlrabischnitzel mit Kartoffeln und Gemüsebeilage. Eis zum Nachtisch ist eher für den Sommer geeignet, da es tendenziell kühlend wirkt. Gönnen Sie sich stattdessen lieber einen warmen Apfelstrudel. Für den Abend empfiehlt sich eine warme Suppe sowie als Beilage eine Scheibe Brot mit etwas Butter oder Margarine. Damit bringen Sie Ihren Körper zum Ausklang des Tages wieder ins Gleichgewicht.

Getränke zum Aufwärmen
Eine sehr schöne Möglichkeit, den Körper mit milder Wärme zu versorgen, ist warmer Holunderbeersaft oder Grießknödel in warmem Holunderbeersaft zubereitet. Vielleicht gehören Sie sogar zu den Menschen, die Holunderbeeren noch selbst sammeln und daraus Saft herstellen. Wenn nicht, gibt es ihn in jedem gut sortierten Naturkostgeschäft zu kaufen.

Natürlich darf auch eine schöne, wärmende Tasse Tee nicht fehlen. Da bietet sich beispielsweise ein ayurvedischer Vata-Tee an, der mild wärmt und somit ideal für die windige Jahreszeit ist. Geeignet sind auch Rotbuschtee sowie ausgleichend und entspannend wirkender Lavendel- oder Melissentee und natürlich der Holunderblütentee, der einfach lecker schmeckt.

Empfehlenswerte Salate, Gemüse und Früchte für den Herbst
Salate und Kräuter: Bataviasalat, Chicorée, Eichblattsalat, Eisbergsalat, Endiviensalat, Feldsalat, Kopfsalat, Lollo rosso, Petersilie
Gemüse: Artischocken, Blumenkohl, Brokkoli, Chinakohl, Fenchel, Hokkaidokürbis, Karotten, Kartoffeln, Kohlrabi, Kürbis, Lauch, Meerrettich, Rettich, Rosenkohl, Rote Bete, Rotkohl,

> **!** Heißer Holunderbeersaft wärmt den Körper durch und durch.

Schwarzwurzeln, Sellerie, Spinat, Staudensellerie, Tomaten, Weißkohl, Wirsing, Zucchini, Zwiebeln
Früchte und Nüsse: Äpfel, Avocados, Birnen, Brombeeren, Esskastanien, Haselnüsse, Holunderbeeren, Pflaumen, Preiselbeeren, Quitten, Walnüsse, Weintrauben

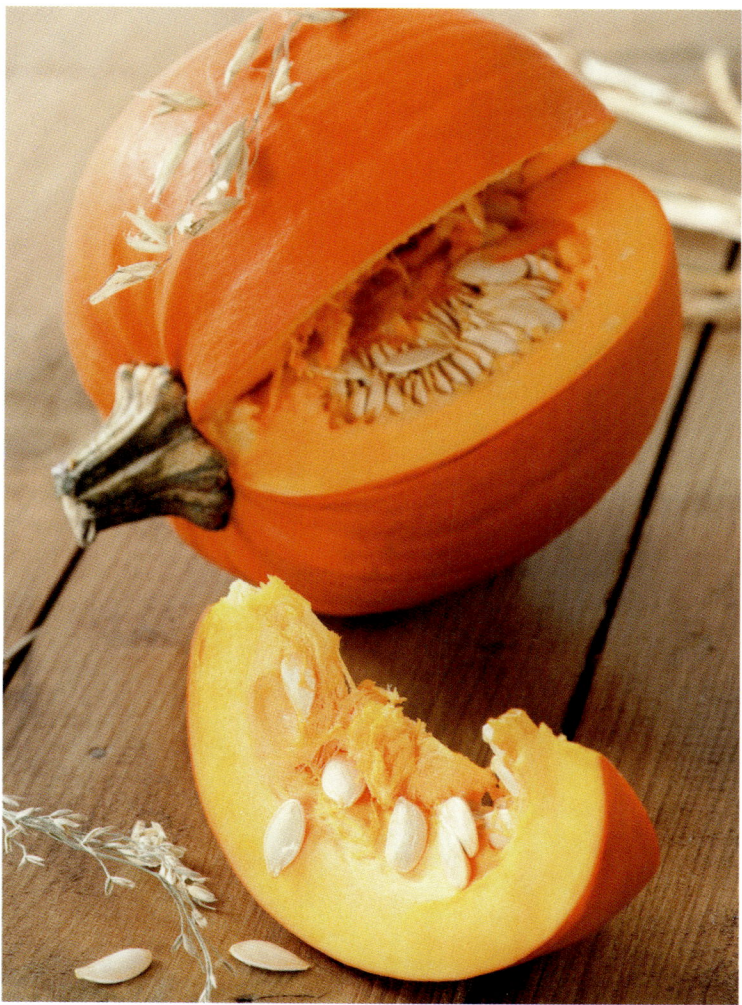

Kürbis ist ballaststoffreich und kann die Verdauung positiv beeinflussen.

> **!** Jetzt wird es Zeit, sich wieder nach drinnen zurückzuziehen und es sich dort gemütlich zu machen.

Was Sie sonst noch tun können

- Hüten Sie sich davor, den Beginn dieser Jahreszeit auf die leichte Schulter zu nehmen. Oft kleiden wir uns in dieser Zeit zu dünn, wähnen wir uns doch noch im warmen Sommer, und bekommen dadurch schnell eine Erkältung. Halten Sie sich deshalb schon im Herbst mit Wollkleidung warm.
- Gönnen Sie Ihrem Geist immer mal wieder eine Auszeit, indem Sie ihn nicht mit Fernsehen, Radio, lauter Musik und Shopping überstrapazieren.
- Bewegen Sie sich. Besonders für den Herbst eignen sich leichte körperliche Bewegungen, die Sie nicht überfordern, wie zum Beispiel Yoga, Spaziergänge, kurze Wanderungen oder kleine Radtouren.

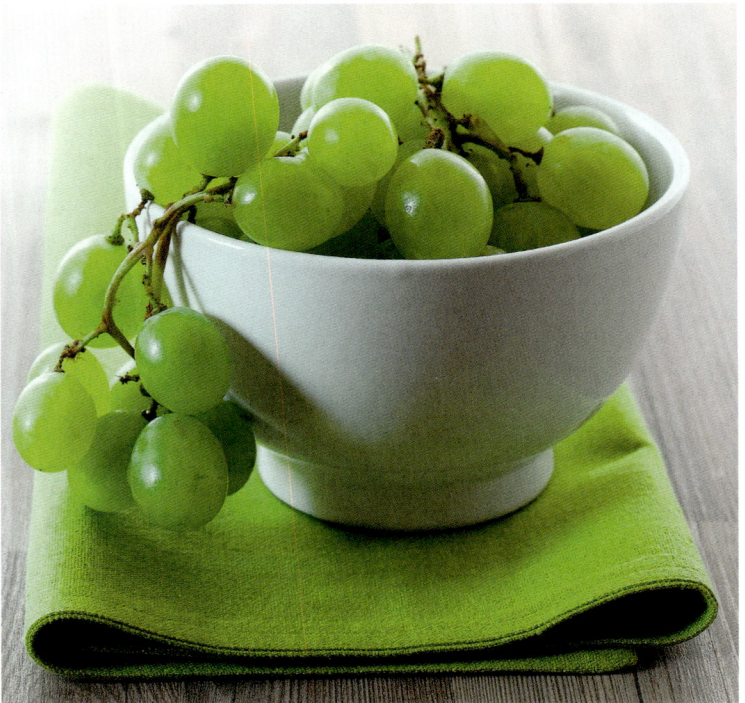

Weintrauben beinhalten viel Vitamin C, Kalium, Eisen, Kupfer und Traubenzucker, die in Zusammenarbeit die Abwehrkräfte stärken.

Fit durch den Winter mit gestärkten Abwehrkräften

Schon alleine der Gedanke an Kälte, Frost und Dunkelheit im Winter lässt uns erschauern. Am liebsten würde man sich für drei Monate in den sonnigen Süden absetzen, um Husten und Schnupfen, den lästigen Anhängseln des Winters, zu entgehen. Aber zum Glück schenkt uns die Natur Schätze, die es uns ermöglichen, ungeschoren durch die kalte Jahreszeit zu gehen.

Nahrung fürs Immunsystem
Abwehrstarke Vitamine

Zu diesen Abwehrstärkern gehören zum Beispiel die Vitamine. Wissenschaftler haben festgestellt, dass ganz bestimmte Vitamine das Immunsystem stärken und damit auch vor Erkältungen schützen:

Vitamin C ist der Immunstärker schlechthin. Durch den Verzehr von Vitamin-C-haltiger Kost erhöht sich zum Beispiel der Bestand an Immunglobulinen, die einen Teil des menschlichen Abwehrsystems ausmachen. Reich an Vitamin C sind Früchte (vor allem Äpfel, Hagebutten, Sanddorn, schwarze Johannisbeeren), Grüngemüse (vor allem Brokkoli, Grünkohl, Fenchel, Paprika, Wirsing), Kartoffeln, Kapuzinerkresse, Kresse sowie Sprossen und Keimlinge (vor allem Mungobohnen-, Linsen- und Kichererbsensprossen).

> **!** Brokkoli, Wirsing und Grünkohl stärken das Immunsystem.

Vitamin E stärkt ebenso das Abwehrsystem. Es beeinflusst auch die Zellfunktion positiv und schützt damit, genauso wie das Vitamin C, vor Krebs. Vitamin E ist vorzufinden in kalt gepressten Pflanzenölen (Distelöl, Weizenkeimöl), Vollkornprodukten, Hülsenfrüchten, Kürbis, Grünkohl, Sprossen und Keimlingen, Mandeln, Nüssen und Blattsalat.

Betakarotin ist ein immunstärkender sekundärer Pflanzenstoff, der im Organismus zu Vitamin A umgewandelt wird. Er schützt die Schleimhäute vor Viren und Bakterien. Studien haben ergeben, dass Betakarotin auch Lungen-, Speiseröhren- und Magenkrebs vorbeugen kann. Es ist enthalten in grünem Gemüse (Grünkohl, Spinat, Feldsalat), Kapuzinerkresse, Karotten, Tomaten, Löwenzahn, Feldsalat, Brunnenkresse, Petersilie, Chicorée und Bohnen.

Vitalstoffreiche Keimlinge und Gemüse
Eine gute Gelegenheit, die Abwehrkräfte in der frischkostarmen Jahreszeit zu stärken, bieten die vitalstoffreichen Keimlinge und Sprossen. Durch den Keimprozess vermehrt sich unter anderem der Vitamin-C-Gehalt in Weizenkörnern um das 27-Fache, der Vitamin-E-Gehalt immerhin um das Doppelte.

Wissenschaftler haben festgestellt, dass Kohlsorten wie Weißkohl, Brokkoli, Blumenkohl, Rosenkohl und Rotkohl viele immunstärkende Stoffe enthalten (unter anderem Flavonoide, Karotine und Vitamin C), die nicht nur vor Erkältung schützen, sondern auch Krebs vorbeugen können.

Auch Joghurt ist ein exzellenter Abwehrstärker. Er stimuliert die dem Immunsystem zugehörigen Killerzellen. Eine Studie aus den USA belegt, dass Menschen, die vier Monate lang täglich zwei Tassen Joghurt verzehren, fünfmal mehr infektionsbekämpfendes Gamma Interferon in ihrem Blut aufwiesen als Menschen, die keinen Joghurt aßen.

Wer sich vor Erkältungen schützen möchte, kann auch auf Knoblauch zurückgreifen. Er hemmt selbst bei niedrigster Konzentration das Wachstum von Bakterien und Pilzen. Ein Milligramm des enthaltenen Allizins wirkt wie zehn Milligramm Penizillin. Knoblauch stärkt übrigens nicht nur die Abwehrkräfte, sondern senkt auch den Cholesterinspiegel und schützt vor Arteriosklerose.

Auch Grüntee ist bestens geeignet, die Gesundheit und Abwehrkräfte zu stärken. Er übertrifft in puncto Karotingehalt sogar

> **!** 1 Milligramm Allizin im Knoblauch wirkt wie 10 Milligramm Penizillin.

die Karotten und ist reicher an Vitamin C als eine Zitrone. Er schützt nicht nur vor Erkältungen, sondern auch vor Krebs. Diese Wirkung ist auch auf das zur Familie der Gerbstoffe zählende Epigallocatechingallat zurückzuführen. Nicht umsonst weist der Landkreis Shizuoka, in dem das größte Teeanbaugebiet Japans liegt, die geringste Krebssterblichkeit des Inselstaates auf. Bei der Auswahl sollte Wert auf gute (Bio-)Qualität gelegt werden. Einige Grünteesorten sind in letzter Zeit aufgrund ihrer hohen Pestizidbelastung in Verruf geraten.

Viel trinken
Wenn die Nase verstopft ist, atmet man durch den Mund und dadurch trocknen die Schleimhäute entlang der Atemwege aus. In solch einem trockenen Umfeld können sich Viren besser ansiedeln, als wenn die Atemwege feucht gehalten werden. Deshalb ist es bei Erkältungen wichtig, viel zu trinken. Heiße Getränke sind hierbei wirkungsvoller als kalte.

Unabhängig von Erkältungen empfiehlt es sich, je nach Alter und Konstitution, zwei bis zweieinhalb Liter pro Tag zu trinken, zum Beispiel stilles Mineralwasser, Apfelschorle, Früchte- und Kräutertees. Kuhmilch ist im eigentlichen Sinne kein Getränk, sondern ein Nahrungsmittel. Sie wirkt tendenziell verschleimend und Menschen, die eine Veranlagung zu Erkältungen und Verschleimungen haben, sollten sie nur in Maßen genießen oder ganz meiden.

Vorbeugend oder begleitend bei Erkältungen ist heißes Wasser der Geheimtipp! Dies empfiehlt schon seit mehr als 5000 Jahren das indische Gesundheitssystem Ayurveda. Die Praxis zeigt, dass heißes Wasser sich stärkend auf den Organismus auswirkt. Eine Zubereitungsanleitung finden Sie auf S. 26 (im Kapitel „Hefepilze").

> **!**
> Wer zu Erkältung und Verschleimung neigt, sollte mit Milch vorsichtig sein.

Den Darm stärken

Im Darm befinden sich 80 Prozent des menschlichen Abwehrsystems. Darmbakterien gehen gegen Krankheitserreger an, bevor sie durch die Darmwand in den Organismus übergehen können. Diese Schutzfunktion funktioniert aber nur so lange, wie die Menge der guten Darmbakterien im richtigen Verhältnis zueinander wie auch zu anderen Darmorganismen wie Hefepilzen stehen. Eine schlechte Ernährung (zu viele Süßigkeiten und Weißmehlprodukte) sowie Stress und Antibiotika können das Darmmilieu ins Ungleichgewicht bringen, was das Pilzwachstum fördert und das Immunsystem schwächt. Deshalb ist es wichtig, die Darmflora zu pflegen. Dies kann man unter anderem mit Joghurt, milchsaurem Gemüse (zum Beispiel Sauerkraut), Leinsamen und ballaststoffreicher Kost (Vollkornprodukte, Hülsenfrüchte und Gemüse). Siehe hierzu auch das Kapitel „Hefepilze", S. 19.

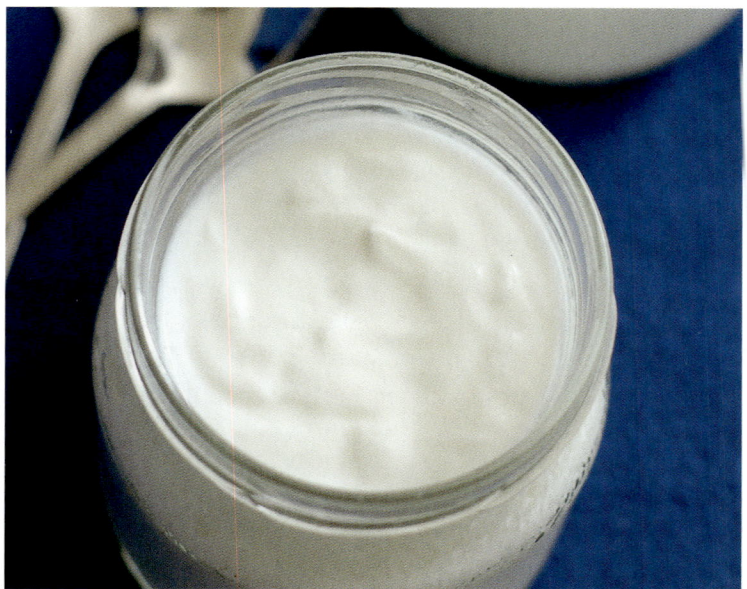

Joghurt trägt zur Pflege der Darmflora bei.

Empfehlenswerte Salate, Gemüse und Früchte für den Winter
Salate, Gemüse und Kräuter: Chinakohl, Feldsalat, Fenchel, Grünkohl, Karotten, Kartoffeln, Kürbis, Lauch, Rosenkohl, Rote Bete, Rotkohl, Schwarzwurzeln, Sellerie, Staudensellerie, Weißkohl, Wirsing, Zwiebeln
Früchte: Ananas, Äpfel, Apfelsinen, Avocados, Bananen, Clementinen, Esskastanien, Grapefruits, Haselnüsse, Kiwis, Papayas, Walnüsse, Zitronen

Zitrusfrüchte wie Apfelsinen, Clementinen und Grapefruits sind zwar eine willkommene Ergänzung zum Speiseplan in der eher kargen kalten Jahreszeit. Sie wirken aber tendenziell kühlend und sollten daher nicht im Übermaß genossen werden. Lageräpfel aus der hiesigen Klimazone sind dagegen bestens geeignet, da ihnen keine kühlende Wirkung innewohnt.

> **!** Essen Sie im Winter nicht zu viele Zitrusfrüchte, denn sie wirken kühlend.

Was Sie sonst noch tun können
- Bewegung an der frischen Luft fördert die Sauerstoffversorgung und Durchblutung und regt deshalb das Immunsystem an. Grund genug, regelmäßig zu joggen, spazieren zu gehen oder andere Bewegungsarten auszuüben.
- Eine positive Lebenseinstellung stärkt die Abwehrkräfte, dies ist mittlerweile auch wissenschaftlich anerkannt. Wie gut man gegen eine Erkältung gewappnet ist, hängt auch davon ab, inwieweit man Belastungen aus Beruf, Partnerschaft und Familie verarbeiten kann. Im Umgang mit Stress bieten sich Entspannungsmethoden wie Feldenkrais oder Yoga an.
- Auch Lachen stärkt das Immunsystem, da sich dadurch die Gesichtsmuskeln entspannen und man unwillkürlich besser durchatmet. Der Sauerstoffgehalt im Körper steigt und das Blut fließt besser. Der Austausch von Zärtlichkeiten ist ebenfalls nicht zu unterschätzen, denn Streicheleinheiten sind Balsam für Seele und Körper.

> **!** Lachen Sie öfter und lassen Sie sich streicheln – auch das stärkt die Abwehr!

> **!** Mit Lindenblüten, Salbei und Kamille haben Erkältungen keine Chance.

Was tun bei Halsweh und Erkältung?

Halsschmerzen sind eine mit Kratzen im Rachen verbundene Entzündung, die sich, wenn man nicht rechtzeitig etwas dagegen unternimmt, im gesamten Halsbereich ausbreitet. Sie werden meist hervorgerufen durch Viren oder Bakterien. Aber auch Allergien, Staub, trockene Luft und Umweltreize können Auslöser sein.

- Eines der wirksamsten Mittel gegen Halsschmerzen ist Salbei. Wenn Sie umgehend nach dem ersten Kratzen mit Salbeitee gurgeln, werden sich die Halsschmerzen schnell wieder verabschieden. Salbeitee kann auch vorbeugend vor oder begleitend bei Erkältungen getrunken werden.
- Etwas handlicher, zum Beispiel für die Reise, ist Teebaumöl, mit dem man ebenfalls gurgeln kann.
- Vitamin C ist besonders bei Halsschmerzen wirksam, da es entzündungshemmend wirkt. Allerdings reicht der Verzehr von Vitamin-C-haltigen Lebensmitteln nicht aus, um den Halsschmerzen den Garaus zu machen. Wesentlich effektiver sind die sehr Vitamin-C-haltigen Acerola-Kautabletten aus der Apotheke. Dazu können Sie gerne noch eine Zitrone ausquetschen, mit heißem, nicht mehr kochendem Wasser übergießen und schluckweise trinken.
- Überhaupt ist viel trinken bei Halsschmerzen wichtig, da dadurch die Schleimhäute feucht gehalten werden, was wiederum den Hals vor Austrocknung schützt. Eine trockene Schleimhaut begünstigt die Ansiedlung von Bakterien. Trinken Sie daher immer mal wieder einen warmen Tee, zum Beispiel aus Malven, Lindenblüten, Ingwer oder Kamille.
- Lindenblütentee ist für seine schweißtreibende Wirkung bekannt und bietet sich deshalb bei Erkältungen als wirksames Mittel an.
- Zu empfehlen ist auch erwärmter Holunderbeersaft, da er viele wertvolle immunstärkende Inhaltsstoffe hat (zum Beispiel Vitamin C).

- Echte Kamille eignet sich aufgrund ihrer schleimlösenden Wirkung sehr gut zum Inhalieren bei Schnupfen.
- Trinken Sie keine kalten Getränke, wie zum Beispiel Milch oder Fruchtsäfte aus dem Kühlschrank. Diese bewirken, dass der Körper von innen her auskühlt.
- Halten Sie sich bei Zitrusfrüchten und daraus hergestellten Säften zurück. Die enthaltenen Säuren reizen die Schleimhaut Ihres eh schon strapazierten Halses zu sehr.
- Verzichten Sie am besten auch auf Nikotin. Durch das Rauchen werden die Schleimhäute weniger durchblutet, was die Abwehr gegen Bakterien hemmt.
- Grundsätzlich ist es wichtig, das Immunsystem zu stärken. So arbeiten Sie an der Ursache des Kratzens in Ihrem Hals.

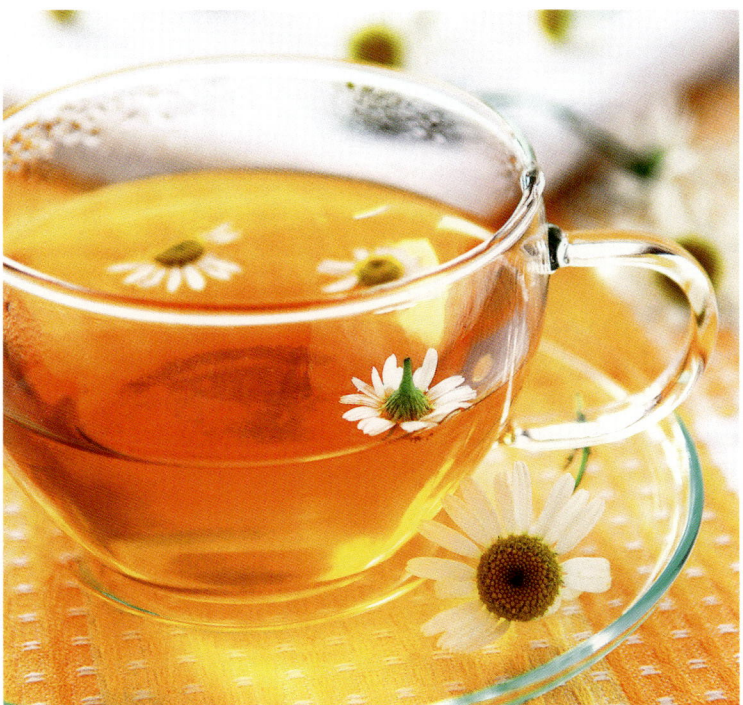

Echte Kamille eignet sich bei Schnupfen sehr gut zum Inhalieren.

Mit Kräutern gegen Erkältung und Co
- Lindenblütentee: Ein bis zwei Teelöffel Lindenblüten mit ca. 150 Milliliter kochendem Wasser übergießen und fünf bis zehn Minuten ziehen lassen. Davon sollte man bei Erkältung drei Tassen am Tag trinken.
- Salbei-Gurgelwasser: Zwei Teelöffel Salbei mit einer Tasse kochendem Wasser übergießen, einige Minuten ziehen lassen und damit gurgeln.
- Teebaum-Gurgelwasser: Wasser erhitzen, in eine Tasse gießen, einen Tropfen Teebaumöl hineingeben und damit gurgeln. Das Wasser sollte warm sein, nicht lauwarm und auch nicht zu heiß, sonst verbrennen Sie sich den Hals.
- Kamillendampfbad: Kamillenblüten in einer Schüssel mit heißem Wasser aufgießen, den Kopf darüber halten (mit einem Handtuch abdichten) und den aufsteigenden Dampf inhalieren.
- Knoblauchzehen: Am Abend vor dem Einschlafen die Außenhaut von zwei Knoblauchzehen entfernen und die Zehen in die linke und rechte Wange schieben. Da Knoblauch bakterienhemmende Eigenschaften innewohnen, werden die Halsschmerzen am nächsten Morgen verschwunden sein. Nicht jedoch der Mundgeruch – deshalb nur am Wochenende anwenden!

Wie sinnvoll sind Nahrungsergänzungen?

Eine vollwertige Ernährung mit Produkten aus biologischem Anbau, die ein höheres Maß an Vitalstoffen aufweisen als konventionell angebaute Lebensmittel, versorgt uns mit ausreichend Vitaminen, Enzymen und Mineralstoffen. In bestimmten Ausnahmefällen, wie zum Beispiel einem festgestellten Mangel an bestimmten Vitalstoffen, bei einer Störung des Darmmilieus oder bei Stress kann der Einsatz von Vitalstoffen in Tablettenform jedoch sinnvoll sein. Bevorzugen Sie dann hochwertige Nahrungsergänzungen, bei denen Vitalstoffe nicht in isolierter Form vorliegen. Die Verwertung von Vitaminen, Mineralstoffen und

Enzymen hängt entscheidend von den natürlichen Begleitstoffen, den sekundären Pflanzenstoffen ab (zum Beispiel Bitterstoffe, Farbstoffe), die ebenfalls zur Stärkung des Immunsystems beitragen. Es bieten sich zum Beispiel aus der Acerola-Kirsche hergestellte Kautabletten an, die sämtliche Inhaltsstoffe der Karibikkirsche enthalten (unter anderem viel Vitamin C), oder das ebenfalls vitaminreiche Gelée royale.

Das Einnehmen von Nahrungsergänzungsmitteln ist allerdings nur als Symptombehandlung anzusehen. Vorrangig ist es, die entsprechenden Ursachen zu beheben, etwa indem man den richtigen Umgang mit Stressoren einübt.

Die Sprache der Seele
Sind Sie in letzter Zeit zu viel unter Menschen gewesen und mussten entsprechend viel reden? Vielleicht ist es an der Zeit, sich jetzt einmal eine kleine Auszeit zu gönnen und sich ganz auf sich selbst zu konzentrieren. Nehmen Sie ein gutes Buch aus dem Regal, das Sie schon lange mal lesen wollten, legen Sie sich mit Wärmflasche und Decke ausgerüstet auf die Couch und lassen Sie es sich einfach gut gehen.

Literatur

Ashwell M., Bussell G., Clasen L.: Vitamine, Mineralien & Co. Südwest Verlag 2001
Burgerstein L., Zimmermann M., Schurgast H., Burgerstein U.: Burgersteins Handbuch Nährstoffe. Haug Verlag 2007
Flemmer A.: Mood-Food – Glücksnahrung. Schlütersche Verlagsgesellschaft 2011
Harnisch G.: Alternative Heilmittel für die Seele. Schlütersche Verlagsgesellschaft 2010
Leitzmann C., Müller C., Michel P.: Ernährung in Prävention und Therapie. Hippokrates Verlag 2009
Möhring W.: Das große Buch der Heiltees. Südwest Verlag 2000
Oberbeil K., Lentz C.: Obst und Gemüse als Medizin. Südwest Verlag 2011
Pahlow M.: Das große Buch der Heilpflanzen. Bechtermünz Verlag 2001
Watzl B., Leitzmann C.: Bioaktive Substanzen in Lebensmitteln. Hippokrates Verlag 2005
Zittlau J., Kriegisch N.: Das große Buch der gesunden Ernährung. Südwest Verlag 1997
Zittlau J., Kriegisch N., Heinke D.: Hausmittel. Südwest Verlag 2003

Register

Alkohol 18, 21, 22, 25, 46 49, 56, 69, 72, 74, 75, 88, 97, 104, 112, 126
Anti-Pilz-Diät 23, 25ff.

Ballaststoffe 5, 9, 10, 23, 30, 31, 37, 39, 45, 82, 83, 84, 89, 123
Bewegung 19, 29, 35, 36, 41, 48, 51, 57, 58, 60, 65, 83, 107, 125, 132, 137
Blutdruck 9, 29, 44ff., 61, 127
    Blutdruck, hoher 29, 44ff.
    Blutdruck, niedriger 48ff., 66
Brennnessel 17, 25, 104, 106, 120ff.

Cholesterin 23, 37ff., 62
    HDL-Cholesterin 37, 39, 61, 65
    LDL-Cholesterin 37, 39, 40, 61, 65
Cholesterinspiegel 9ff., 13, 15, 22, 29, 37ff., 61, 134

Darm 10, 15, 16, 19ff., 45, 54, 56, 58, 69, 70, 79ff., 83ff., 110, 120, 123, 136
Darmpilze 21, 22
Diabetes 10, 29

Eier 9, 18, 23, 24, 37, 41, 47, 78, 91
Eiweiß 5, 55, 120
Ernährung 4ff., 12, 15, 16, 21, 29, 30, 43, 57, 64, 79, 83, 93, 100, 104, 106, 108, 112, 124, 126, 136
    Ernährung, ballaststoffreiche 45, 94
    Ernährung, basenreiche 19, 78, 114
    Ernährung, eiweißreiche 120
    Ernährung, fettreiche 32, 37, 54, 64, 81, 98
    Ernährung, naturbelassene 9, 27, 28, 81, 108
    Ernährung, vitalstoffreiche 8, 23, 69, 93, 104, 108, 134
    Ernährung, vollwertige 27, 30, 58, 106, 140

Fasten 29, 118ff.
Fette 5, 11ff., 24, 32, 37, 45, 47, 64, 81, 110
Fisch 9, 18, 24, 27, 32, 45, 47, 58, 63, 64, 67, 71, 91, 93, 98, 106, 107, 110, 124
Fleisch 9, 13, 16, 18, 23, 24, 27, 32, 37, 41, 44, 47, 54, 55, 67, 69, 76, 78, 91, 92, 108, 120
Frischkost 8, 9, 69, 93, 127, 134

Gemüse 8ff., 16, 19, 21, 23ff., 27, 30, 39, 45, 47, 55, 64, 67, 69, 74, 81, 83, 92ff., 98, 106, 108ff., 120, 122, 124, 127, 129, 130, 133, 134, 136, 137
Getränke 16ff., 25, 33, 44, 47, 55, 69, 78, 82, 85, 86, 88, 92, 97, 104, 106, 110, 111, 130, 135, 139
Getreide 10, 18, 23, 24, 30, 39, 47, 54ff., 67, 83, 107

Register

Immunsystem 9, 20, 21, 26, 27, 36, 69, 71, 74, 76, 77, 104, 108, 110, 122, 125, 133ff., 141

Kaffee 16, 18, 40, 46, 49, 56, 57, 67, 69, 72, 74, 75, 78, 85, 88, 92, 97, 106, 126
Keimlinge 8ff., 27, 46, 58, 62, 68, 76, 86, 99, 100, 106, 108ff., 127, 133, 134
Kohlenhydrate 5, 19ff., 23, 25, 82, 100
Kräuter 5, 16, 24, 25, 35, 44, 47, 53 55, 56, 69, 71, 72, 75, 92, 108, 120, 122ff., 127, 129, 130, 135, 137, 140

Löwenzahn 16, 25, 27, 69, 78, 90, 120ff., 134

Milch und Milchprodukte 9, 17, 23ff., 27, 32, 34, 47, 54, 55, 62ff., 67, 75, 86, 98, 99, 135, 139
Mineralstoffe 5, 9, 13, 30, 33, 44, 52, 56, 57, 62, 66, 108, 122, 140

Nährstoffe 5, 20, 31, 100
Nahrungsmittel
  Nahrungsmittel, naturbelassene 9, 27, 28, 81, 108
  Nahrungsmittel, tierische 13, 24, 31, 37, 47, 54, 64, 67, 91, 94
  Nahrungsmittel, verarbeitete 8, 9, 31, 33
Nikotin/Rauchen 16, 21, 59, 68, 77, 88, 104, 112, 139
Nüsse 10, 27, 63, 64, 66, 68, 86, 94, 98, 100, 106ff., 129, 131, 133, 137

Obst/Früchte 8ff., 13, 17ff., 23, 24, 30, 39, 47, 64, 69, 75, 78, 81, 84, 93, 98, 108, 114, 120, 124, 126, 127, 130, 131, 133, 135, 137
Omega-3-Fettsäuren 11, 64, 91

Petersilie 17, 27, 46, 54, 71, 75, 76, 86, 90, 107, 108, 122ff., 127, 130, 134

Salat 9, 39, 100, 120, 121, 124, 127, 129
Spargel 24, 83, 105, 122ff.
Sport 19, 35, 36, 48, 51, 60, 61, 65, 72, 77, 83, 87, 95, 106, 113, 128

Sprossen 9ff., 27, 46, 58, 76, 86, 106, 108, 110, 133, 134
Spurenelemente 5, 26, 66, 106, 110
Süßigkeiten 9, 12, 16, 18, 27, 32, 33, 35, 36, 55, 78, 92, 100, 110, 136

Tee
  Grüner Tee 17, 27, 40, 46, 74, 75, 97, 108, 111, 112, 134, 135
  Hopfentee 96
  Kräutertee 19, 25, 26, 72, 78, 79, 88, 92, 94, 120, 135
  Lavendelblütentee 92, 130
  Matetee 25, 49, 126
  Melissentee 75, 96, 130
  Rotbuschtee 17, 25, 62, 67, 72, 75, 78, 86, 88, 92, 104, 108, 111, 112, 130,
  Schwarzer 18, 46, 49, 56, 67, 72, 74, 78, 85, 92, 97, 106

Verdauung, geregelte 26, 110
Verdauungsstörungen 11, 31, 79ff., 86
Vitalstoffe 10, 13, 23, 27, 45, 57, 67, 76, 94, 103, 106, 108, 140
Vitamine
  Vitamin A 27, 107, 133
  Vitamin B 67, 68, 94, 95, 104, 122
  Vitamin C 27, 40, 46, 57, 58, 62, 67, 86, 95, 104, 105, 108, 109, 111, 112, 122, 124, 128, 132ff., 138, 141
  Vitamin D 56, 58, 65
  Vitamin E 10, 11, 27, 62, 108ff., 122, 133, 134
  Betakarotin 26, 27, 107, 109, 111, 122, 133, 134
Vollkornprodukte 8ff., 18, 23, 24, 27, 30, 31, 39, 45, 47, 56, 62, 64, 66, 69, 74, 82, 83, 93, 94, 106, 108, 110, 129, 130, 133, 136

Wasser 19, 25, 26, 44, 47, 64, 66, 72, 78, 79, 85, 86, 88, 94, 111, 120, 126, 135

Zusatzstoffe 8, 9, 108

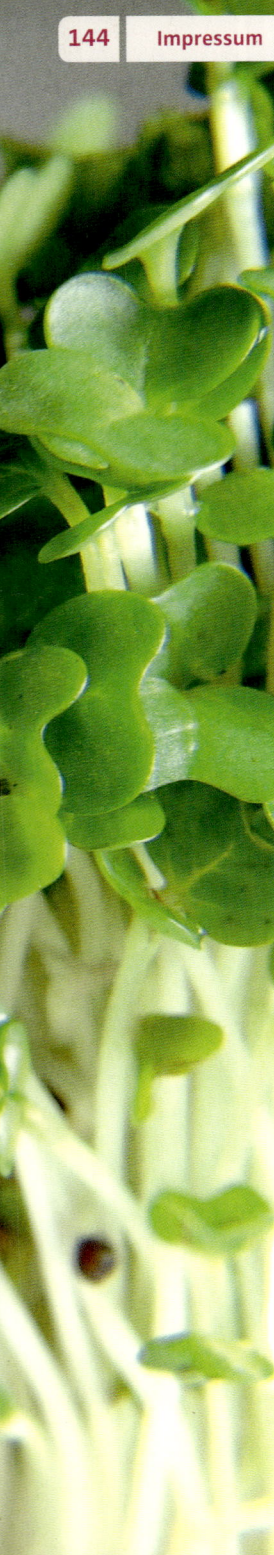

Impressum

Bibliografische Information der Deutschen Nationalbibliothek
Die Deutsche Nationalbibliothek verzeichnet diese Publikation in der deutschen Nationalbibliografie; detaillierte bibliografische Daten sind im Internet über http://dnb.ddb.de/ abrufbar.

ISBN 978-3-89993-598-1 (Print)
ISBN 978-3-8426-8354-9 (PDF)

Fotos:
Umschlag: Titelfoto: GettyImages; hintere Umschlagklappe (innen): bluestock – 123rf.com; hintere Umschlagklappe (außen): Elena Elisseeva – 123rf.com
Fotolia.com: Madjuszka: 1; Elenathewise: 2, 3; Dušan Zidar: 4; sarsmis: 8; matka_Wariatka: 14/15; Andre B.: 27; surpasspro: 40; Thomas Pajot: 50; Torsten Schon: 59; quayside: 65; 200509313: 85; Heike Rau: 92; Jita: 96; Sarsmis: 102/103; Hannes Eichinger 114: Springfield Gallery: 131; Suto Norbert: 136; Elenathewise: 139; Stephen Vickers: 144
iStockphoto.com: Kelly Cline: 17; nicolebranan: 31; Heike Kampe: 53; Diane Labombarbe: 101
123rf.com: Corinna Gissemann: 6/7, 34, 42/43, 63, 71, 80, 105, 109, 119, 123, 125, 128, 132; Mona Makela: 116/117; Elena Elisseeva: 38; Liv Friis-larsen: 113

© 2011 Schlütersche Verlagsgesellschaft mbH & Co. KG
Hans-Böckler-Allee 7, 30173 Hannover
www.schluetersche.de

Es liegt nicht im Sinn des Verfassers, die Empfehlungen für bestimmte Erkrankungen als Ersatz für eine ärztliche Behandlung anzusehen. Autor und Verlag übernehmen keine Verantwortung dafür, wenn Sie sich anhand der im Buch beschriebenen Empfehlungen einer Selbstbehandlung unterziehen.
Alle Rechte vorbehalten. Das Werk ist urheberrechtlich geschützt. Jede Verwertung außerhalb der gesetzlich geregelten Fälle muss vom Verlag schriftlich genehmigt werden.

Lektorat: Angelika Lenz, Steinheim an der Murr
Layout: Groothuis, Lohfert, Consorten, Hamburg
Covergestaltung: Kerker + Baum Büro für Gestaltung, Hannover
Satz: Die Feder Konzeption vor dem Druck GmbH, Wetzlar
Druck und Bindung: Grafisches Centrum Cuno GmbH & Co. KG, Calbe
Hergestellt in Deutschland.